「漢方」を仕事にしたいと思ったら読む本

杉山卓也

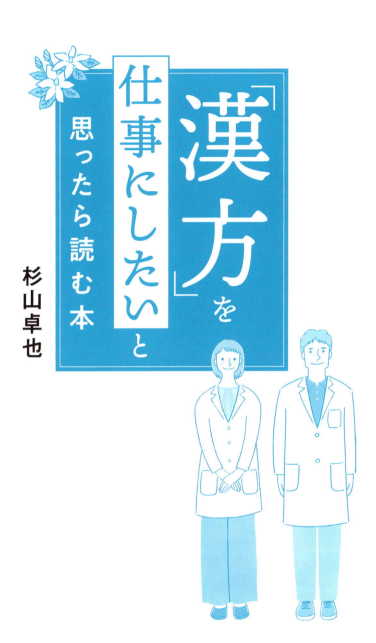

はじめに

こんにちは。神奈川県座間市で「漢方のスギヤマ薬局」という漢方専門店を経営している杉山卓也と申します。東京都世田谷区の「成城漢方たまり」、オンラインの中医学スクール「tamari中医学養生学院」の運営、漢方店舗専門のコンサルタント、「タクヤ先生の中医学オンラインサロン」のオーナーなども務めています。

本書を手に取ってくださったのは、こんな方ではないでしょうか？

- 漢方医学や中医学について勉強しており、身につけた知識を仕事に活かしたい
- 漢方相談などを行い、患者様の症状改善や健康維持に寄与したい
- SNSやセミナーで「タクヤ先生」を知り、漢方専門店としてどのようにマネタイズしているのかを知りたい
- 調剤薬局を経営しているが、処方箋調剤以外の収入源として漢方薬を扱う業務を検討している
- 漢方医学や中医学を用いたビジネスの現実や将来性について知りたい

残念ながら、こうした声に応えられる書籍はほとんどなく、漢方・中医学にまつわる仕事やビジネスに関する情報が広く共有されているとはいえません。そこで、私のこれまでの経験をもとに、現時点で最適解と考えるものをお伝えしたいと思い、本書を執筆しました。

すでに私のことをご存じの方も、まったく知らない方もいらっしゃると思いますので、少し自己紹介をさせてください。

私は20年以上前に都内の薬科大学とその付属の大学院を卒業し、薬剤師として調剤薬局の会社に就職。薬局での処方箋調剤業務に約3年間従事

しました。

　調剤薬局での主な業務は、医師が発行する処方箋の内容を確認し、患者様に間違いなく投薬するとともに、その効能・効果などを説明することです。薬剤師の本分であり、誇りを持って臨む仕事でしたが、私は次第に日々の仕事に充実感を得られなくなっていきました。
　その理由は3つ。

① 症状の確認や薬の説明を患者様に疎まれることが多い
② 西洋薬では根本的に病気を治すことが難しい場合がある
③「患者さんの治癒に貢献している」という実感が得にくい

　①は、調剤業務に携わる薬剤師なら、経験したことがあるのではないでしょうか。患者様としては、「自分の症状についてはすでに医師に説明したのに、薬局でもあれこれ話を聞かれる」と感じるかもしれません。もちろん、これは投薬の間違いを防ぐために必要な手続きです。とはいえ、具合が悪くて早く帰って休みたいのに「どのような症状ですか？」と聞かれたら、煩わしく感じてしまうのでしょう。
　実際、調剤の現場にいた時は、「いちいちうるさい！　黙って薬だけ出せばいいんだよ！」などとお客様から怒鳴られたこともありました。薬剤師の仕事が世間にきちんと理解されているとはいい難く、こうした状況にストレスを感じることが多くありました。

　②については、勤務中にある高齢の患者様に質問されたことが、いまだに忘れられません。
「毎年、薬の数が増えていくのだけれど、あとどれくらい飲めば私の病気は治るのかね？」
「薬を飲んでいれば病気が治る」と考える人は多いと思いますが、慢性疾

患に使われる西洋薬のほとんどは症状をコントロールすることが主体で、病気を根本から治療できるわけではありません。

　しかし、現場ではこうした質問を受けることが少なくなく、その「事実」を患者さんにどう伝えるかを真剣に悩みました。そして、「病気を治すのはあくまでも本人の力であり、薬ではない」ということを強く考えるようになりました。

　そして、③は①とも関連するのですが、「医師の言う通りに薬を出していればいい」という言葉に、「本当にそうなのだろうか？」「薬剤師にも不調に悩む人を治す力があるのではないか？」「西洋薬だけに頼らずに、病気を治す方法があるのではないか？」……そんな思いが日に日に強くなっていきました。

　私がそうした思いに至った最大の理由は、長年「杉山薬局」を経営し、町の薬局さんとして親しまれている父の存在でした。父の時代は「病気になったらまず町の薬局で症状を相談して薬を買い、それでだめなら病院に行く」というのが一般的だったそうです。

　幼少期の記憶では、毎日多くの人が来局し、中医学や漢方薬の豊富な知識と経験を持つ父が丁寧に聴き取りながら「それなら、この薬がいいですね」「こんなふうに生活を整えたら早く治りますよ」と、薬を売るだけではなく、生活習慣のアドバイスまでしていました。自分の力（知識や経験）でお客様（患者様）の病気を治す姿は、子どもの目にはまるで「お医者さん」のようにも見えたものです。

　そんな父の影響もあり、「漢方相談でお客様のお悩みや症状を改善できるようになりたい」と決意した私ですが、プロの漢方専門家となるためには、中医学や漢方薬の専門知識、カウンセリング技術、症状や病態を見極めて最適な漢方薬を選ぶ弁証論治など習得すべきことがたくさんあり、

数々の失敗や回り道も経験しました。

　また、実家の薬局に戻ってからも、経営危機、漢方専門店としての認知拡大や集客の困難さなど、様々な問題に直面しました。そのたびに試行錯誤を続けた結果、近隣の昔ながらの薬局が閉店していく中で杉山薬局はなんとか生き残り、現在は完全予約制の漢方専門店「漢方のスギヤマ薬局」として元気に営業しています。

　私がこれまでの過程で得た学びやノウハウは、できる限り本書に盛り込みました。

　読者の中には、薬剤師や登録販売者といった医薬品を扱う専門職の方が多いと思います。心身の不調に陥った際に漢方薬の力を実感し、中医学や漢方医学の考え方に興味を持ち、熱心に学んでいる方もいらっしゃるでしょう。そんな熱意と裏腹に、「せっかく学んだ知識を活かせる場所が見つからない」「独立したい夢はあるが、どう動けばよいのかわからない」と悩んでいる方もいるかもしれません。

　本書の中から、一つでもヒントを見つけていただければ幸いです。

2025年1月

杉山 卓也

本書の読み方

　本書では、筆者自身の経験をもとに漢方・中医学の専門家として活動する方法、漢方専門店のオープン、経営に関するノウハウなどを紹介しています。

1章…漢方・中医学にまつわる仕事をしている人たちのエピソードとともに、「漢方の仕事」にどのようなものがあるか、漢方ビジネスの可能性などをまとめています。

2章…漢方・中医学の専門家に必要な知識やスキル、勉強法、就職や転職の準備などについて、私自身の経験や業界の現状をふまえて紹介します。

3章…実家の漢方薬局を立て直す過程で行った様々な施策の中から、漢方相談の集客やリピート率・客単価アップなどに効果があったものを紹介しています。

4章…集客のために最も力を入れたSNS施策について紹介します。今後、SNS戦略に力を入れたい方や、個人で活動している方におすすめです。

5章…会社設立や漢方専門店オープンの経験をもとに、独立・開業のノウハウを紹介します。独立・開業は考えていないという人でも、経営者の視点で漢方専門店を見ることは役立つと思います。

　読む方の状況によって、知りたい情報も異なるかと思います。冒頭から順にお読みいただくのがわかりやすいかと思いますが、興味があるところから読み始めても問題ありません。

　各節末に「Point」という節の内容のまとめがありますので、そちらを先に確認して「今読むか、後で読むか」を判断していただいてもよいと思います。

Contents

はじめに ……………………………………………………………… 003
本書の読み方 ………………………………………………………… 007

1章 「漢方」を仕事にできますか?

「漢方」を仕事にしている人のエピソード ………………………… 014
CASE 1 調剤薬局、ドラッグストア勤務を経て、
　　　　夢だった漢方相談薬局へ転職
CASE 2 中医アロマサロンを開くかたわら漢方相談業務も行う
CASE 3 漢方の知識を活かして食養生や生活養生のセミナーを定期開催
CASE 4 病院薬剤師から一念発起。漢方相談薬局を開店!
CASE 5 漢方相談と調剤業務を兼務。趣味も仕事に活かして充実の日々

ビジネス視点での「漢方」の可能性 ………………………………… 023
　Column 漢方・中医学の世界に未来はあるのか………………… 028

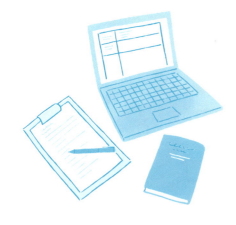

2章 どうすれば「漢方のプロ」になれますか?

調剤業務の経験だけでは即戦力になれない? ……………………… 032
どうすれば漢方・中医学の専門家になれるのか? ……………………… 034
　Column　書籍での学びと漢方相談の実践の融合でスキルアップ ……… 038
中医学と漢方医学、専門的に学ぶなら? ……………………… 040
漢方専門店への就職・転職は難しい? ……………………… 042
「漢方相談」とはどういう仕事なのか ……………………… 045
カウンセリングの基本スキルを身につけよう ……………………… 049
　Column　相談経験の浅い時期にやってしまいがちな失敗 ……………… 052

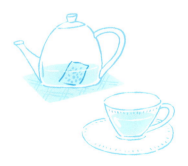

Contents

3 章 漢方専門店・漢方専門家を続けるのは大変ですか?

実家に帰り、「さあ、これから!」ところが…… ……… 054

調剤の「患者様」を、漢方薬局の「お客様」へ ……… 056

「処方箋調剤」と「漢方相談」をつなぐ方法 ……… 059

胎盤製剤の販売数が全国1位に! ……… 062

突如訪れた、薬局経営の危機! ……… 064

予約表がスカスカでも、完全予約制にすべき理由 ……… 067

「何でも相談できる」より専門分野をアピール ……… 071

無料相談はNG!「相談料」は必ずいただく ……… 073

漢方相談に来るのは「話を聴いてほしい人」 ……… 076

漢方薬の選択や改善指針に自信が持てない時は? ……… 078

お客様が漢方相談に最も求めるものは? ……… 080

新規顧客にリピートしてもらうために必要なこと ……… 082

症状が改善した後は漢方薬は不要? ……… 086

リピート率向上を目指して顧客向け講習会をスタート! ……… 088

「知識を届ける喜び」が次のステージにつながる ……… 092

Column 変化を受け止め、漢方専門家として生き残る ……… 095

4章 漢方専門家にSNS活用は必須ですか？

Twitterを中心に出始めたSNSの効果 ………………………………… 098
顧客を増やすために意識すべきこととは ……………………………… 101
自分やお店のファンになってもらう ……………………………………… 105
双方向のやりとりで顧客のニーズをつかむ …………………………… 107
自分に合ったSNSツールを選ぶ① ── 文章系 …………………… 109
自分に合ったSNSツールを選ぶ② ── 写真・動画系 …………… 114
自分に合ったSNSツールを選ぶ③ ── 音声系 …………………… 118
SNSで何を発信すればよいのかわからない時は？ ………………… 120
プライベートな情報発信は効果的なのか？ ………………………… 127
最も大事なのは定期的な発信の継続 ………………………………… 129
フォロワーの数よりも、フォロワーとの信頼関係を重視 …………… 132
　Column　SNSを利用するメリット …………………………………… 135
　Break time　思いがけず始めた中医学オンラインサロンで試行錯誤 ……… 136
　Column　漢方専門家のある日のスケジュール …………………… 142

Contents

5章 漢方専門家の独立・開業は大変ですか？

漢方店舗専門コンサルタントとして会社を設立 ……………… 144

Column 同業者は商売敵ではない ……………………………… 146

オンラインサロンの企画から漢方専門店が誕生 ……………… 147

人気の漢方専門家が集結！ 新しいタイプの漢方専門店……… 149

Column 漢方薬や漢方相談をもっと身近なものに ………… 153

漢方専門店を作る時に必要な手続きとは？ …………………… 154

店舗の立地や場所についてどう考えるか ……………………… 158

漢方専門店に必要な広さはどのくらいか？ …………………… 161

調剤機能の併設は、漢方薬局の経営安定につながるのか？ ……… 164

取り扱う漢方薬、商品（在庫）はどうすべきか ……………… 168

Column 煎じ薬のメリットとデメリット ……………………… 171

開業にはどれくらいの資金が必要？ …………………………… 172

Break time 資金調達と広告を兼ねたクラウドファンディング ……… 175

漢方ビジネスで効果の高い宣伝・広告とは？ ………………… 178

顧客情報や薬歴を管理する際の注意点 ………………………… 182

「独立」のタイミングは集客の見込みで判断 ………………… 186

オンラインのみの漢方相談はできるのか？ …………………… 190

個人事業主か、法人か？ 株式会社か、合同会社か？ ……… 192

仕事に専念するためにも事務手続きはプロに依頼 …………… 196

漢方専門店のスキマ時間活用でオンラインスクールを開校 ……… 201

Column これからの漢方ビジネスで実現したいこと ……… 205

おわりに ……………………………………………………………… 208

1章

「漢方」を仕事にできますか？

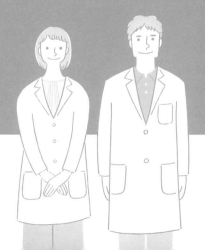

「漢方」を仕事にしている人のエピソード

　本書を手に取ってくださるのは、漢方薬や薬膳などに興味・関心があり、漢方医学や中医学を学んでいる人が多いと思います。しかし、漢方・中医学にまつわる仕事をしている人たちが、どのような経緯でその職に就き、どのように働いているかは、あまりご存じないのではないでしょうか。
　そこで、まずは「漢方の仕事」をしている人のエピソードをいくつか紹介したいと思います。

CASE 1　調剤薬局、ドラッグストアを経て夢だった漢方相談薬局へ転職
（40代・登録販売者）

　調剤事務員として働きながら登録販売者資格を取得し、ドラッグストアで3年勤務した後、漢方相談薬局へ転職。現在は漢方相談、OTC医薬品の相談や販売、調剤補助などの業務に従事しています。
　漢方薬局への転職を希望しつつも、なかなか求人情報を目にすることがなかったのですが、ドラッグストア勤務の休憩中に現職場の先生のツイートで募集を知り、反射的にDMを送りました。

　育児中に体調とメンタルを崩したことがあり、子どもが通っていた小児科の先生に選んでいただいた漢方薬で少しずつ回復する経験をしました。登録販売者になって漢方薬や養生法について調べるうちに、自分の生活にも中医学の考え方を取り入れるように。生活や食事だけでなく、人間関係や物事のとらえ方も変わり気持ちを救われたことで、漢方や中医学をもっと学びたいと思いました。そして何より、面白かったです。

はじめは独学で、いろいろな専門家の先生方の書籍やSNSの配信、オンラインのコミュニティなどで学んでいました。その後、中医学や薬膳のスクール（オンライン、対面形式）を受講し、国際中医師資格も取得。現在も複数のコースを受講中です。

中医学は用語や表現が難しいので、とにかく毎日触れて、学んだことを口に出すようにしました。子ども3人の育児と仕事の中で勉強時間を捻出するのは大変なので、1日30分〜1時間程度の「ながら勉強」が基本。特に、オンライン講義は「ながら聴き」をしてもわかりやすいので、通勤中や家事の最中に活用しています。

前職のドラッグストアでは短時間で適切な相談対応をする技術が求められましたが、漢方相談薬局ではまた別のカウンセリング技術が必要です。臨床経験を一つでも多く積むとともに、職場の先生や他のスタッフの接客を見て、スキルアップを図っています。また、私自身が長年、客として漢方相談を受けており、それ自体もかなり勉強になります。

自分が子育て中に苦しんだ経験から、同じように苦しむママたちのサポートがしたいと思って活動を始め、現在、副業として登録販売者向けのセミナーや一般の方向けの健康相談・漢方相談セミナーも行っています。

いきなり独立して自分の店を持つのは厳しいので躊躇しましたが、勤務するお店から漢方薬を提供していただくなどの環境が整ったため、副業が可能になりました。

漢方相談のやりがいは、毎回の相談を通してお客様の体調もメンタルも調子がよくなっていくのを感じられること。店頭での接客でも、「あの時、親身になって教えてもらったから、また来ました！」などと言っていただけた時は本当に嬉しいです。

この仕事はとにかくずっと勉強し続けていくことが大切。学ぶことを楽しんで続けていきたいと思います。

CASE 2

中医アロマサロンを開くかたわら
漢方相談業務も行う

（50代・中医アロマセラピスト、漢方相談員）

　一般企業の人事課に勤務していましたが退職。結婚、子育ての後に中医アロマセラピスト資格を取ってアロマサロンを開院し、推拿（中国伝統医学による整体術）の施術を行っています。また、ご縁があって、現在は漢方薬局でも漢方相談員として勤務。漢方相談のほか、美容部門の推進、お客様へのダイレクトメール作成なども担当しています。

　以前、メンタル不調に陥ってカウンセリングを受けたものの、なかなか改善できずにいました。西洋薬ではない方法で治したい気持ちもあり、漢方相談を受けてみたら、自分の状態に合っていたようで改善。もともと人の話を聴くことが好きだったので、「傾聴」を重視する漢方相談に強い魅力を感じました。

　その後、中医アロマセラピーのスクール（対面形式）と中医学のスクール（オンライン形式）で約5年間学び、国際中医専門員、中医アロマセラピスト、登録販売者の資格を取得しました。

　勉強の延長で中医アロマサロンを開き、その後、漢方薬局での仕事も兼務するようになりましたが、子育てが落ち着いてきたタイミングだったので、仕事にプライベートが侵食されることもありませんでした。むしろ、中医アロマセラピストの問診技術は漢方相談の仕事にも活かされており、相乗効果を感じています。収入も増えました。

　自分が漢方薬をおすすめしたお客様から「体調がよくなった」と聞くと、やはり嬉しいです。一方で、自分の知識や説明が足りていないと感じることもあり、勉強が欠かせません。また、人とかかわる仕事なので、お客様とのコミュニケーションを大切にする意識を常に持つようにしています。

　お客様の質問や求めている情報に対応できるように、漢方医学や中医学だけではない、幅広い知識を得ていくことが、今後の漢方・中医学の専門家に求められると感じています。

CASE 3

漢方の知識を活かして
食養生や生活養生のセミナーを定期開催

（40代・登録販売者）

　以前、自身の体調不良をきっかけに漢方薬を服用し、その効果を実感。その際に出合った「食養生」の概念を自分なりに調べ始めたことがきっかけで、中医学や漢方医学に興味を持ちました。

　その後、「タクヤ先生の中医学オンラインサロン」を知って入会。サロン内のコンテンツを活用しながら、中医学の勉強を始めました。もっと本格的に学びたいと思い、「tamari中医学養生学院」にも入学。ベーシック、アドバンス、プロフェッショナルコースを経て認定講師の資格も取得しました。オンラインの講義でも、できる限りオンタイムでの受講にこだわりました。

　現在はドラッグストアに勤務しながら、認定講師の資格を活用して、季節の養生などを中心に、音声メディアでの発信や、食養生を中心とした初心者向けのオンラインセミナーの定期開催を行っています。

　本格的に勉強を始めて3年半ほどですが、現在進行形で学び続けています。中医学や漢方医学の勉強では、とにかく繰り返し学習することと、インプットした知識を意識的にアウトプットすることが効果的だと思います。音声メディアやセミナーでみなさんに話すことも、自分自身のスキルアップにつながっていると感じます。

　また、中医学の専門家の先生方の発信もとても参考になるので、SNS等で日常的に触れるようにしています。

　今後も学ぶことを楽しみながら、自分の情報発信で世界を広げ、毎日を充実させていきたいと思います。

CASE 4
病院薬剤師から一念発起。
漢方相談薬局を開店！
（50代・薬剤師）

　実家が漢方薬を取り扱う健康相談薬局でしたが、「時代に合わない」と跡は継がず、地元の総合病院に就職し、病院薬剤師として勤務していました。

　しかし、キャリアが10年を超えて「自分が患者様のためにできることがもっとあるのではないか？」とたびたび思うようになり、「それは何か？」と突き詰めた結果、親がやっていた「お客様に寄り添う健康相談」であると思い至ったのです。

　私が跡を継がなかったので実家の薬局はすでになく、ゼロからの開局となりました。知り合いの伝手で杉山先生を知り、漢方相談薬局開店のコンサルティングを依頼。

　「薬局と薬店のどちらにするか？」といった基本的なところから、取り扱う医薬品や所属する会組織まで事細かく相談に乗っていただき、約半年の準備期間を経て自分の漢方相談薬局を開店しました。その後も、SNSの活用や店舗運営のノウハウを教えていただきながら何とか営業を続けています。ずっと病院勤務で経営はまったくの未経験だったので、本当に助かりました。

　病院薬剤師時代には漢方薬の知識を学ぶ機会はありませんでした。一念発起してから漢方薬局開店までの半年間、毎日寝る間を惜しんで勉強してきたつもりですが、やはり実践に勝る学びはないというのが正直な感想です。

　経営はまだ厳しく、収入面でも病院薬剤師時代と比べて下がっています。それでも、毎日お客様と接してお悩みをうかがい、私が提案した漢方薬や改善策の効果が見られたと報告を受けた時には、病院時代にはなかった充実感を得ることができています。

CASE 5

漢方相談と調剤業務を兼務。
趣味も仕事に活かして充実の日々
（40代・薬剤師）

　薬剤師として調剤薬局で16年間勤務しました。その後、広告代理店勤務（約3年間）を経て、現在は漢方薬局に転職して正社員として勤務。まだ転職して間もないため、漢方相談と調剤業務を2：8くらいの割合で兼務しています。特に、気象病や自律神経失調症の分野の漢方相談に力を入れています。

　漢方薬はもともとあまりよくわからず、どちらかと言えば苦手分野でした。しかし、自分が体調を崩した時に処方された薬の中で最も効果を感じたのが漢方薬だったことで興味を持ち、その後も同様のことを何度か体験するうちに、漢方薬の可能性を多くの人に知ってもらいたいと思うようになりました。

　仕事をしながらだったので、はじめは中医学や漢方医学を独学。しかし、行き詰まりを感じて中医学のオンラインスクールに入学。毎日1時間は勉強し、国際中医師、サプリメント管理師の資格も取得しました。

　勉強を始めて4年半ほどたった時に、SNSで漢方薬局の求人募集を知ってすぐに応募。漢方薬局の求人はあまり多くないので、募集の情報を見つけたらすぐに行動できるように、事前に心を整理しておくことが大事だと思います。決断に悩むことが一番の時間のロスになり、それでチャンスを逃してしまうこともありますから。

　収入は前職よりも少し減りましたが、お客様が漢方薬の効果を感じて不調が改善された時などには、大きなやりがいを感じます。漢方相談をしていると「人の数だけ症状やお悩みがある」と実感するのですが、どんなケースにも最適な漢方薬をおすすめできるようになるために、日々研鑽しなければと思います。特に風邪の漢方薬選択などは、何度経験しても難しいです。

　漢方薬局での相談実務経験が一番の勉強になりますが、研究会に参加したり、ベテランの先生の漢方相談の様子を見て学んだり、身近な人を

相手に自主練習を行ったり、調剤業務の投薬時に患者さんと話しながら「この人に漢方薬をすすめるなら◯◯湯だな」などと考える練習もしています。

個人的には、『傷寒論』などの古典を読んだり、中医学や漢方医学の歴史をふまえながら学んだりすることで興味や知識が深まる気がします。

また、私は趣味で漫画を描くのですが、薬局からお客様にお送りするダイレクトメールに、中医学や漢方医学の歴史を解説する漫画を毎号掲載しています（電子書籍も出版しました）。自分の趣味や好きなことを漢方や健康情報の発信につなげることで、より仕事が楽しくなり、人生の充実度も上がっていると思います。

● 漢方薬の効果を感じて興味を持つ人が多い

事例に登場した方々のほとんどが、体調を崩した際に漢方薬の使用で改善した経験をきっかけに、漢方・中医学に興味を持ち、学び始めていました。この業界ではよくあるケースです。

漢方薬は医薬品ですが、仕事として医薬品を扱う者（医師や薬剤師、登録販売者）であっても漢方薬の専門知識を持っているわけではありません。詳しくは後述しますが、医療職の資格を取る過程で学ぶ内容に、漢方・中医学はほとんど含まれていないからです。私自身も実家の薬局が漢方薬を扱っていたため、幼少期から馴染みがありましたが、そうでなければ漢方・中医学との接点を持つ機会はなかったかもしれません。

そのため、社会人になってから**キャリアの途中で漢方・中医学の道を志す人は多い**です。「健康」は一生続くテーマであり、漢方・中医学をいつから学び始めても遅いということはありません。

● 「漢方の仕事」にはどんなものがある？

漢方・中医学の知識を活かす仕事には、具体的にどのようなものがあるでしょうか。

● 漢方専門店での漢方相談

お客様の症状やお悩みを聴き取って、病態を見極め、適した漢方薬や生活養生を提案する仕事で、漢方・中医学の専門知識やカウンセリング技術が求められます。学んだ知識を最大限に活かせるとともに、臨床経験によりさらにスキルアップできるため、漢方相談の仕事を目指す人は多いです。

ただし、漢方専門店の募集は多くないため、チャンスを逃さないように日頃から準備しておく必要があるでしょう。

● 漢方相談も行う薬局・薬店

漢方専門店ではないけれど、調剤業務や一般用医薬品の販売のかたわら、「健康相談」や「漢方相談」を行う薬局や薬店があります。漢方薬以外の仕事の割合は多くなりますが、専門知識を活かせる場面もあるでしょう。

「漢方薬を売って終わり」だと、その効果を検証しにくいため、できれば、おすすめした漢方薬や養生法の結果を追いやすい、リピートのお客様が多い店舗（相談を予約制にしている、地元客が多いなど）が望ましいです。

● 漢方や薬膳に関する講座の開催

漢方・中医学の知識を講座やセミナーなどで人に教える活動もあります。受講者からのあらゆる質問に対応できる知識とともに、わかりやすく説明する能力も求められます。

ただし、講師の仕事は、ある程度の実績や専門家として認知された上で依頼されることがほとんど。日頃から、SNS等で積極的に情報発信をすることなども大事でしょう。

- **「今の仕事」×「漢方・中医学の知識」で差別化**

　薬膳やアロマ、ハーブなどに関連する仕事や、調理師や栄養士など「食」に関する仕事でも、漢方や中医学の知識を応用できるでしょう。

　また、鍼灸も中医学理論に基づく分野であるため、漢方薬との親和性が高いです。鍼灸師が漢方薬の知識を学んだり、中医学や漢方の専門家が鍼灸養成施設で学んで国家資格を取るといったケースは珍しくありません。私の友人の漢方専門家にも、鍼灸師資格を持つ人が複数名います。「漢方薬が扱える鍼灸師」や「鍼灸の知識がある漢方・中医学専門家」は、治療に使える武器を2つ持っているといえます。それにより、高い専門性を持つ存在として業界内でも差別化できるかもしれません。なお、鍼灸師資格を持つ人が漢方薬の販売も行う場合は、登録販売者など医薬品を取り扱える資格を取得する必要があります。

ビジネス視点での「漢方」の可能性

●現在の医薬品業界を取り巻く状況

　私は、漢方アドバイザーとして日々店頭での漢方相談に従事するほかに、中医学講座の講師やスクールの運営、そして「漢方店舗専門経営コンサルタント」の仕事をしています。中でも漢方店舗専門経営コンサルタントについては、かなり珍しいビジネスだと思います。

　私が漢方店舗経営に特化したコンサルティングをするようになったのは、店舗経営に悩みを抱える方から、次のような相談をされることが多かったからです。

- 調剤薬局やドラッグストアで漢方薬の取り扱いや販売実績を増やしたい
- 漢方相談薬局を経営しているが売上が伸びない
- 漢方専門店舗を新規開業したいのでサポートしてほしい
- 漢方薬を取り扱うことのできる専門家を育成したい
- 漢方を活用したビジネスを考えてほしい

　漢方相談や講師業、スクールの運営に主軸を置いているため、コンサルティング業務の広告は出していませんが、口コミやご紹介で相談件数が増え続けています。前述の事例に登場した方々のように、個人的な体験に基づく思いから「漢方の仕事」を目指す人だけでなく、ビジネス的な視点で漢方薬の取り扱いを考える経営者も、近年増えてきていると感じます。

　漢方ビジネスに関する相談が増えた背景には、現在の医療業界の厳しい状況もあるでしょう。社会の高齢化にともない、この10年で薬局数は増え続けました（2023年度末時点で6万2,828施設）。調剤薬局を中心にドラッ

グストアや薬店などの医薬品小売事業者の競争が激しさを増しています。そんな中、2024年の医薬品小売事業者の倒産件数は34件、負債総額は143億9,800万円（いずれも11月時点）で、過去10年で最多・最大となりました。今後も生き残りのかかる厳しい状況が予想されます。

■医薬品小売事業者の倒産件数推移（2015年～2024年11月）

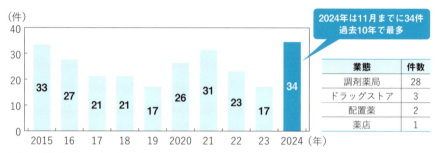

出典：帝国データバンク、2024年

● 処方箋以外の収入源を模索する調剤薬局

　調剤薬局の収入源は**調剤報酬**ですが、調剤業務において生じる**薬価差益**もあります。文字通り、問屋から薬を仕入れる金額と国が決めた薬の値段（薬価）の差により生じる利益のことです。かつては、処方箋を応需して薬を出すほど、調剤薬局にお金が入る仕組みとなっていました。

　しかし、医療費の増加が国の財政を圧迫するようになると、たびたび行われる見直しで薬価が引き下げられ、薬価差益は縮小。**調剤業務での利益が得づらくなっている**のが現状です。

　また、患者様が負担する薬代は非課税であるのに対し、薬局側は医薬品の仕入れや諸経費などに消費税がかかります。今後の消費税率の上昇などを考えると、調剤報酬や薬価が引き上げられたとしても厳しい経営を余儀なくされることは間違いないでしょう。

特に、資本力に乏しい個人経営の調剤薬局は医薬品卸との価格交渉も難しく、仕入れ価格が薬価を上回ってしまうケースも出てきています。大手の調剤薬局企業なら赤字店舗を黒字店舗の利益で補填できますが、個人経営の調剤薬局はそうはいきません。

その結果、個人経営の調剤薬局は廃業や大手企業による買収などによって減り続けています。近年の大規模な調剤薬局の合併・買収は、調剤だけでは経営を成り立たせられない薬局が増えたことが最大の理由です。

そもそも、調剤薬局は医師の処方箋があって成立する業態。「処方箋がなければ成り立たない」ということは、**自分の力で経営を上向かせることができない**、すなわち極めて外部への依存度が高い業態といえます。この点には、私も調剤薬局企業に勤めていたころから強い危機感がありました。

以前、大手自動車メーカーの下請けや孫請けをする部品メーカーが、自社で売値を決められずに言い値で部品を納入せざるを得ないことが報じられ問題になりましたが、調剤薬局の業界の構図もこれに近いと思います。

・自分の力で利益を生み出すことが難しい
・外部依存度が極めて高い

これはどんな業態であっても、経営上の大きなリスクといえるでしょう。

これまで処方箋調剤を行っていれば経営が成り立っていた調剤薬局も、調剤保険点数の算定が年々厳しくなる中で、「**医師の処方箋を必要としない（医療用医薬品以外の）商品で売上をつくる**」という流れが起こるのはごく自然なことだと思います。

ただ、これはかつての「町の薬屋さん」への回帰ともいえます。医薬品に関する豊富な知識を持ち、お客様（患者様）に適した薬やそれに準ずる商品を正しく選定して提案できる。そんな薬局や薬店の存在意義が再び高

まっているとも考えられます。

　ある意味、本来の薬局や薬店の姿だと思いますし、処方箋に頼らずに自力で売上を立てられるというのは、経営においても非常に心強いことです。

　調剤業務では、時に「薬剤師は医者の処方箋通りに薬だけ出せばいい」などと心ない言葉を投げかけられることがあります。私もかつて同様のことを経験し、心に引っかかり続けました。その後、漢方専門薬局に移って自身で選んだ薬をお客様にすすめられるようになり、モヤモヤが晴れたような気がします。

　薬剤師や登録販売者など、医薬品を販売できる職種の方々が「自分で薬を選んで提案する必要性」を感じている現状は歓迎すべきことです。そして、適正に選ぶ上で専門性の高い技術を要する漢方薬は、医師との差別化という点でも大いに可能性があると思います。

●「置いておけば売れる商品」ではない漢方薬

　ドラッグストアや薬店についても考えてみましょう。ドラッグストアは、全国にチェーン展開をしている企業から特定の地域に根付いた企業まで、その経営スタイルは多様ですが、一般的には次のようなビジネスモデルでしょう。

・医薬品の他に日用品から食品まで幅広く取り扱う
・広告などで知られている一般用医薬品やサプリメントを他店よりも安く値付けして客を呼び、PB（プライベートブランド）商品や化粧品など利幅の大きいものを売る

　漢方薬はドラッグストアで取り扱う医薬品の中では利幅が大きく、大幅な値引きをしなくても売れる商品であるため、店頭で重宝される傾向があります。では、「漢方薬が飛ぶように売れているか？」と言われると、残念

026

ながらそうでもありません。

　例えば、風邪の引き始めの服用に適している葛根湯や、やせ薬のようなイメージが定着している防風通聖散のように、消費者によく知られた漢方薬は黙っていても売れるかもしれません。ですが、**ほとんどの漢方薬は一般消費者にとって馴染みが薄く、商品名を聞いたこともないもの**ばかりです。

　現在のドラッグストアでは、お客様自身が商品棚から商品を選び、レジに持って行って購入するというシステムが一般的（一部の医薬品については、購入時に専門職から確認や情報提供などが行われます）。そのため、「専門職（店員）に相談して薬を選ぶ」という意識がどうしても薄くなります。

　ただ、店舗で販売される医薬品やサプリメントの種類は非常に多く、一般消費者が自分に合うものを見極めることは簡単ではありません。実際に、医薬品やサプリメントの誤った選択・使用による問題がたびたび報告されています。

　理想は専門知識を持つ薬剤師や登録販売者が、お客様にカウンセリングをして適切な薬を選ぶこと。それができれば、お客様の健康に資するだけでなく、店舗の売上アップにもつながります。漢方薬は医薬品の中でも特殊な存在ですから、特にその効果は高いと思われます。

　スタッフの知識やスキルを向上させて、利幅の大きい漢方薬を店舗運営の柱の一つにするというのも、有効な経営戦略であるといえるのではないでしょうか。

> **Column**

漢方・中医学の世界に未来はあるのか？

　本書の読者には、漢方や中医学を生業とするビジネスを志している方が多いと思います。この業界の将来性も気になるところではないでしょうか。

　近年、オーガニックの食品や素材を好む人が増えていますが、医薬品においても化学合成された物質ではなく、天然の生薬を用いた漢方薬を希望する傾向が見られます。そうしたトレンドに合わせるように、漢方薬の取り扱いを増やそうとする薬局・薬店も出てきました。ほぼ飽和状態にある調剤薬局やドラッグストアが生き残る方策の一つとして、処方箋が不要で、薬局製剤や一般用医薬品としてある程度自由に価格をつけられる漢方薬に注目しているというわけです。

　しかし、店舗に置く漢方薬の数を増やすだけで売上は伸びません。漢方薬が売上に寄与する最大のポイントは「リピート購入」にあり、そのためには適正な漢方薬を選んで提案し、使用したお客様に効果を実感していただくことが必要だからです。

　漢方薬は西洋医学でも使われていますが、その取り扱いには適正とはいえないケースも見受けられます。西洋薬がメインの薬局・薬店で漢方薬の取り扱い比率を高めていく場合は、専門的な知識や技術を備えた人材の育成が鍵となるでしょう。

　一方で、漢方薬に特化した漢方専門店はというと、実は減少傾向にあります。

「後継がいないから閉店するしかない」

「昔は店を開いていれば、お客様が自然に相談に入ってきたが、最

近は新規顧客がまったく来なくなった」

「生薬価格も高騰が続いており、ただでさえ高い漢方薬の値段がますます高くなり、一般の人には手が届かないものになってしまうのではないか」

ここ数年、業界内でもネガティブな言葉が聞こえてきます。

確かに、経営者の高齢化と後継者不足の問題は深刻で、長年、漢方医学や中医学を愛し、研鑽を積んで専門店を経営してきた先輩世代が、その知識や技術を次世代へ十分に継承できないまま店を畳んでいく状況を、私もコンサルティングの仕事をしながら目の当たりにしています。

しかし、閉店・廃業を選択した漢方専門店の中には、顧客がしっかりとついていて、人材さえいれば事業を継承できるところも多いです。

そして、薬剤師や登録販売者、鍼灸師などの専門職だけでなく、一般の方の中にも、漢方・中医学の専門知識を学びたい、仕事に活かしたいというニーズがあります。実際に、熱意を持った心強い若者達が、この業界に続々と参入してきています。

漢方や中医学に関する仕事がしたい人、後継者不足で漢方専門店を閉めざるを得ない人、独立・開業したいけれど踏み出せない人……現在の漢方・中医学業界は、それぞれの「思い」と「状況」がうまくかみ合っていない状態といえるかもしれません。それぞれが最適につながることができれば、状況は変わるのではないかと考えています。

また、生薬価格の高騰については、確かに経営に与える影響は少なくないでしょう。とはいえ、原材料価格の高騰は他の業界も同様です。漢方専門店で購入する漢方薬は、保険適用の漢方薬よりかな

り高値になりますが、店舗によっては様々な工夫により売上を伸ば
しています。

　価格の高さから漢方薬を「嗜好品」と認識する人もいますが、決
してそうではないと思います。西洋医学の治療では改善できない病
気に効果を発揮することも多いですし、対処療法だけでは難しい
「健康長寿」に寄与する点も漢方薬の魅力です。こうした漢方・中
医学の魅力をお客様に伝える努力を継続した人が、生き残っていく
のではないかと感じています。

　いつの時代にも「本質的な健康を求める人」はいて、健康にまつ
わる業種にはニーズがあります。漢方専門店も漢方専門家も、やり
方次第で魅力的なビジネスになると私は確信しています。

2章

どうすれば「漢方のプロ」になれますか?

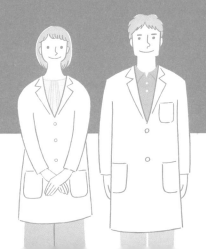

調剤業務の経験だけでは即戦力になれない？

● 自分の力で治したい！　調剤薬局を退職

「はじめに」で書いたように、私は薬科大学の大学院を卒業後、調剤薬局企業に就職。約3年間勤務し、調剤薬局という業態について一通りを学び、管理薬剤師（薬局長）も経験できました。

その後、「病気の治療に主体的にかかわりたい」「人々の健康に寄与することを一生の仕事としたい」という思いから、健康相談を生業とする実家の薬局に戻ることにしました。

ただ、当時の私の漢方薬や中医学の知識は、調剤薬局で受け付けた処方箋に漢方薬（医療用医薬品）の記載があった際に説明ができる程度（その頻度も多くありません）。接客スキルについても、調剤業務での投薬に関しては身についていましたが、しっかりとした健康カウンセリングを行うには不安のあるレベルでした。

漢方の専門薬局である実家にそのまま帰っても、即戦力になれないことは明らか。人員の余裕もないため、薬局の仕事をしながら漢方薬の使い方について学ぶのも不可能だと判断しました。そこで、漢方の専門知識を学びながら、健康相談の実務経験も積める環境を求めて転職活動を行い、「健康相談」を掲げる地元の薬局に勤めることになりました。

● 修業に最適?!　町の相談薬局

転職した薬局は健康相談を主な業務としていましたが、処方箋調剤も併設しており、漢方薬以外の一般用医薬品（OTC医薬品）やサプリメントも扱う「何でもあり」の薬局でした。

漢方専門家を目指して経験を積もうとするならば、漢方に特化した「漢方薬局」のほうがよいように思えるかもしれません。しかし、知識や経験に不安のある当時の私には、「漢方だけにこだわらない」というスタンスが逆にありがたいものでした。

これまで培ってきた調剤業務のキャリアも活かせますし、漢方や中医学の知識は十分ではないものの、漢方薬以外の一般用医薬品やサプリメントなら自信を持って説明したり、おすすめすることができたからです。

この薬局には2年ほどお世話になり、漢方薬メーカーの講習会に参加したり、ベテラン社員に教わりながら相談業務を担当したりして、着実に知識と経験を積むことができました。**健康相談という実践を行いながら中医学や漢方薬の知識を学べた**のは、現在も大きな財産となっています。

■調剤薬局、相談薬局、漢方専門店で身につく知識・スキル

調剤薬局	相談薬局 (調剤併設)	漢方専門店
• 調剤のスキル • 医療用医薬品の知識 • 西洋医学に基づく薬学の知識	• 調剤スキル • 医療用医薬品の知識 • 西洋医学に基づく薬学の知識 • 一般用医薬品の知識 • 漢方薬の知識 • カウンセリング技術 • 一般的な生活養生知識	• 弁証論治（病態や体質の分析と治療法の選択）のスキル • 漢方薬の知識 • カウンセリング技術 • 東洋医学的な生活養生知識

Point

● 身につく知識やスキルは歩むキャリアによって異なる。
調剤業務の経験だけでは漢方相談の仕事はできない

どうすれば漢方・中医学の専門家になれるのか？

● 漢方薬の「販売」には資格が必要

　日本では、漢方や中医学に関する国家資格はありません。ですが、**医薬品である漢方薬を販売するには、医師、薬剤師、登録販売者の資格が必要**です。

　医師・薬剤師は一般用医薬品のうち第1類～第3類を販売でき（医師の場合は医療用医薬品を用いる場合が主ですが）、登録販売者は第2類、第3類を取り扱うことができます。ただし、第1類は一般用医薬品全体の10％程度で、**一般用医薬品の漢方薬のほとんどは第2類または第3類医薬品**に分類されます。

　そのため、一般用医薬品を扱う店舗であれば薬剤師も登録販売者も「できること」にほぼ違いはありません。実際に、調剤をともなわない漢方薬（製品化されている錠剤や粉薬など）のみを扱う漢方専門店を登録販売者が開業するケースもあります。

　もちろん、オーダーメイドで調剤（散剤の調合や分包、あるいは生薬の質や量を調整して煎じ薬を作る）した漢方薬を販売する場合は医師や薬剤師の資格が必要です。

● 登録販売者として漢方薬を扱う

　医師・薬剤師になるには大学の医学部や薬学部を卒業し、国家試験に合格する必要があります。医師や薬剤師ではない人が、漢方薬を扱う仕事を志す場合は、登録販売者資格を取得することになるでしょう。

　例えば、鍼灸師や柔道整復師などが登録販売者資格を取得して漢方薬を扱うケースも増えてきています。

登録販売者は、ドラッグストアや薬局などで一般用医薬品を販売するための専門資格。都道府県ごとに実施される登録販売者試験に合格し、2年以上の業務経験の要件を満たすと、勤務地の都道府県で「**販売従事登録**」を行い正規の資格者となります（登録するまでは「研修中」の扱い）。

かつては1年以上の実務経験が受験資格となっていましたが、現在はその要件がなくなり、誰でも受験できるようになりました。受験前に実務経験がない人は、合格後は「**登録販売者（研修中）**」としての勤務になり、研修期間中は一人で医薬品販売に関する業務を行うことができません（薬剤師や管理者要件を満たす先輩登録販売者の管理・指導のもとであれば医薬品の取り扱いが可能）。

ドラッグストアや薬局の求人では、すでに実務経験を満たしていることを応募条件とする場合もありますが、「研修生」や「実務経験なし」で応募できるところもたくさんあります。

●「漢方薬を販売できる」＝「漢方相談に長けている」ではない

医師、薬剤師、登録販売者などの資格を持っているからといって、「漢方相談」ができるわけではありません。というのも、漢方相談を行うには中医学理論や漢方薬の専門知識が必要だからです。しかし、医学部や薬学部でも、登録販売者の試験勉強でも、導入レベルの内容しか学ぶ機会がありません。そのため、漢方専門家を志す人は独学したり、専門の学校に通うなどして学ぶことになります。

前述のように、日本には漢方や中医学に関する国家資格が存在しないため、「漢方・中医学の専門家」を名乗る上で最も重要なのは、漢方や中医学についての深い知識、弁証論治やカウンセリングの高いスキルを有していることといえます。肩書よりも実力が求められるのです。

ただ、実際には、漢方や中医学に関する教育施設に通ったり、講座を受講したりして、その修了を示す認定資格を取得する人や、中華人民共和国

衛生部の関係機関である世界中医薬学会連合会が認定する「**国際中医師**」（**国際中医専門員**）の資格を取得する人などが多く見られます。必須のものではありませんが、肩書として名乗れますし、自身のスキルアップとして学ぶ人が多いようです。資格取得が勉強のモチベーションになることもあるでしょう。

　現在、日本で取得できる主な漢方・中医学系の認定資格についてまとめておきます。

■漢方・中医学に関する資格

国際中医師 （国際中医専門員）	中国の国家資格「中医師」（中国の伝統的な経験医学を体系化した中医学を修めた者）と同等の専門知識を有することを認める資格。日本においては、医療行為は認められていない
漢方薬・ 生薬認定薬剤師	規定の研修会に参加・終了した上で、能力と適性を持っていることを試問等により確認し、証明された薬剤師。薬剤師のみ受講・受験可能
漢方養生指導士	日本漢方養生学協会による認定資格。講座の受講と認定試験により取得
中国漢方 ライフアドバイザー	日本能力開発推進協会による認定資格。漢方に関する基礎知識、症状に有益な漢方の知識、能力を審査・証明。カリキュラムの履修と検定試験により取得
漢方アドバイザー	日本能力開発協会による認定資格。医療従事者以外も受験可能。養成講座の修了と認定試験により取得。開講している養成講座
中医学養生士 中医学養生管理師	筆者が運営するtamari中医学養生学院による認定資格。中医学理論、漢方薬の使い方、薬膳、中医学臨床などの知識に加え、漢方相談に必要な心理学や経済・経営学も学ぶ

　他にも様々な漢方系のスクールや認定資格が存在し、その多くが国家資格の有無にかかわらず誰でも受講・取得できます（一部、薬剤師のみ受講可能なものもあります）。

●「仕事」を目指して学ぶなら、費用対効果も重要

　学びを深め、スキルアップをする上で、「**費用対効果**」も重要なポイントです。漢方医学や中医学には難解な用語や理論が多く、「仕事にできるレベ

ル」までの知識を独学で身につけるのは簡単ではありません。お金と時間をかけてでも、筋道立てて教えてもらえる教育機関で学ぶほうが、結果的に近道になると思います。

数時間のセミナーから年単位で通学する学校まで、漢方や中医学、薬膳などに関する学びを提供する機関はいろいろありますが、仕事につなげることを目標とするのであれば、数回の講義などでは当然不十分。私自身は、理論や漢方薬の使い方、臨床応用などの知識を多角的に得るには、**短くても1年間は継続して学ぶ必要がある**と考えています。

しかし、実際に開催されているセミナーや講義は数回で終わるものが多く、たとえ薬剤師や登録販売者など医薬品販売のプロを対象としたものであっても、十分な知識を得ることは難しいでしょう。

一方で、イスクラ産業が募集・開催している漢方専門家育成機関「イスクラ中医薬研修塾（通称：中野塾）」などのように、1年間ほぼ毎日、朝から晩まで中医学を学ぶ機関もあります。充実したカリキュラムは本気で目指す人にはおすすめですが、受講時間や授業料などを考えると、社会人が気軽に通えるものではないかもしれません。

ちなみに、後述する「tamari中医学養生学院」は、こうした学びやすさや費用対効果の難点を解決する一つの選択になればと思い、私が仲間とともに立ち上げたオンラインスクールです。

Point

● 漢方・中医学に関する国家資格はないが、漢方薬の販売には医師・薬剤師・登録販売者の資格が必要

● 漢方相談の仕事をするにあたって漢方・中医学の認定資格は必須ではないが、勉強のモチベーションになったり、肩書として名乗れるメリットもある

● 仕事にできるレベルの専門知識を独学で得るのは容易ではない。本気で目指すなら、ある程度のお金と時間をかけて学ぶのも方法の一つ

Column

書籍での学びと漢方相談の実践の融合でスキルアップ

　私が中医学の知識を身につけるまでの、個人的なプロセスを紹介したいと思います。

　生まれた実家の薬局が漢方薬を取り扱っていたこともあり、幼少期から西洋薬よりも漢方薬に親しんできました。風邪を引いても、お腹を壊してもまずは漢方薬。それで治らないことはほぼないので、「病院に行く」という習慣がありませんでした（人に話すと驚かれます）。

　ですから、よく服用していた葛根湯や黄芩湯をはじめ、様々な漢方薬の名前を子どもながらに知っていて、その味に抵抗を感じることもなく育ちました。

　漢方薬や中医学の知識を本格的に学び始めたのは、大学院に進ん

だ頃。父のすすめで、有名な先生が実施する1年間の講座に申し込みました。しかし、なんと初回で脱落。先生はもちろん他の受講生もレベルが高く、「これくらい、当然知っているよね」という空気に初学者の私は付いていけず、学ぶ気力を失ってしまったのです。

その後、調剤薬局に就職するまでは中医学にも漢方薬にも触れることなく、漢方専門家を目指して勤めた相談薬局時代に勉強を再開。中医学の基礎から学べて、なるべく解説がやさしい本を選んで、毎日、仕事の休み時間に穴が空くほど繰り返し読みました。覚えたことをお客様との健康相談時に実践し、不明点を先輩に質問し、また実践……この繰り返しです。

特に、覚えたことを実践したり、わからないことをすぐに質問できる環境が大きかったと思います。書籍での独学のみだったら、「仕事にできるレベル」に到達するまでに多くの時間を要したでしょう。

1年ほどたつと、お客様の状態を把握することに慣れてきたのか、「この方には、この漢方薬が合うのではないか」という見立ての正確性が少しずつ上がってきました。知識の習得と相談業務での実践を並行して進められたことで、私の漢方相談のスキルはかなり向上しました。

中医学と漢方医学、専門的に学ぶなら？

●両者の違いを知っておくことが必要

　漢方薬の運用について学ぼうとする時、日本には大きく分けて「**中医学**」と「**漢方医学**」の2系統が存在します。中医学は、漢方のルーツになった中国の古代医術。そして、伝来した中医学をベースに日本で独自の発展を遂げた医術が漢方医学です。

　取り扱う漢方薬の多くは共通しています。ただし、中医学には病態や体質を見極めるための「理論」がありますが、漢方医学はそうした理論を用いずに方剤の性質から漢方薬を選定するという点で大きく異なります。

　いわゆる「陰陽五行説」など、中医学独自の理論に基づいて証（患者の病気、体質、環境などを見定めた上で導き出したもの）を決定し、それによって薬を選ぶのが**中医学**。漢方薬が持つ働きを突き詰めて、「○○の症状がある時には××という漢方薬を用いる」といった選定を行うのが**漢方医学**というわけです。

■漢方医学と中医学の主な特徴

漢方医学	・伝来した中医学をもとに、江戸時代の日本で独自に発展した医術 ・中国伝統医学の古典『傷寒論』等を根拠とする「方証相対」（この漢方薬はこの症状と相対するという考え方）に基づいて漢方薬を運用する ・症状が起こる原因や仕組みなどの理論は用いない
中医学	・中国の伝統医学で、中薬、鍼灸、推拿、気功なども含まれる ・「四診」と呼ばれる診断法を用いて、症状の原因や病態、体質を見極め、それをもとに漢方薬を選んで治療を行う、独自の理論体系（弁証論治）を持つ ・証の見立てを行うための理論が重視される

■日本における中医学と漢方医学の流れ

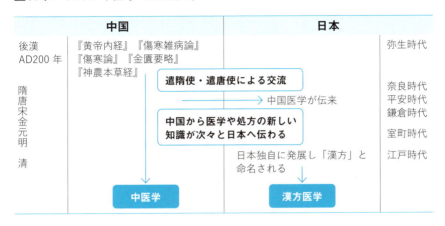

　有名な漢方薬メーカーでは、イスクラ産業が中医学、ツムラ、クラシエ、コタロー（小太郎漢方製薬）などは漢方医学の系統に属しています。

　中医学と漢方医学では、病気や症状へのアプローチの仕方が異なるため、本格的に学ぶならどちらがよいか？　と迷うかもしれません。現在は、「どちらが主流」というほどの偏りはないため、自分の興味や好みで選んで問題ないと思います。「どちらが優れている」ということもありません。ただ、**それぞれの違いは理解しておく**必要があるでしょう。

　ちなみに、私としては中医学を専攻し、理論の重要性も強く感じていますので、中医学をおすすめしたい気持ちがあります。

Point
- 漢方医学と中医学のどちらを専門としても問題ないが、両者の違いは理解しておく

漢方専門店への
就職・転職は難しい？

● **漢方専門店への就職に必要な「準備」**

「漢方相談薬局に就職したい！」と思い立っても、残念ながら、漢方専門店への就職や転職は簡単ではありません。そもそも求人が少ない狭き門であり、もし募集があったとしても、<u>「即戦力」を求められる場合がほとんど</u>です。

一方で、漢方相談の経験があり、即戦力として活躍できる人材の場合はチャンスがあります。特に漢方薬局や漢方薬の取り扱いを強化していこうとする薬局では、「漢方相談ができる薬剤師」が重宝される傾向にあります。同様に、漢方相談の経験がある登録販売者も、漢方専門店（薬店）などでチャンスがあるでしょう。

では、漢方相談の経験がない場合はどうするのか？　どこで経験を積めばよいのか？

実務経験を積みながら専門知識を学べたら理想的ですが、「未経験者が働きながら勉強できる」という環境はそんなにありません。

調剤業務の経験がある薬剤師なら、私のケースと同じようにいきなり漢方専門店を目指すのではなく、<u>調剤併設店で健康相談も行っている店舗</u>を経るのも方法の一つです。例えば、商業施設内の薬局などには、こうしたスタンスのお店が多い傾向があります。また、そのような店舗であれば採用情報が出ていることもあります。

登録販売者が漢方の仕事を目指す場合も、健康相談に力を入れていたり、<u>漢方薬やサプリメントの取り扱いが多い薬局・薬店</u>で経験を積みたいところです。一般的なドラッグストアと比べてそうした店舗は少ないかも

しれませんが、根気よく探すことが大切です。

　いずれにしても、キャリアの途中から漢方・中医学の道へ進もうとする場合は、転職活動を始める前から、ある程度の専門知識を身につけておく必要があります。少ないチャンスを逃さないためにも、日々の自己研鑽は欠かせません。

　漢方専門店などへの就職に関して個人的におすすめしたいのが、**漢方・中医学関連のコミュニティに属する**ことです。例えば、一定期間、通学やオンラインで学ぶ本気度が高めのスクールなどでは、仲間同士で採用情報を共有したり、スクール側からアドバイスを得られることがあります。

　詳しくは後の章で紹介しますが、私はひょんなことから中医学のオンラインサロンを運営することになり、そのコミュニティは思いのほか大きく成長しました。そして、そこに参加する何名かは、私が経営している漢方薬局や漢方専門店に就職し、スタッフとして活躍してくれています。

　比較的規模の大きい漢方・中医学関連のコミュニティには、漢方専門店を経営する専門家なども多数在籍しています。そのため、一般には出回らない求人情報が共有されたり、専門家とメンバーの交流の中で能力や人となりが認められて採用が決まるケースもあります。

　情報へのアクセスという点でも、こうしたコミュニティとのつながりは意識しておくとよいでしょう。

●漢方・中医学を活かした「副業」の可能性は？

　漢方専門店への就職や転職はどうも難しそうだ……となった時、現在の仕事を続けながら、「副業」として漢方・中医学の知識を活かせないか考える人も多いです。実際に、専門知識を活かして**漢方セミナーを開催**したり、**漢方や健康に関する有料記事を執筆**している人もいます。

　例えば、基礎理論や漢方薬の使い方、臨床応用法、薬膳や女性疾患に特化した漢方治療など、漢方・中医学を多角的に学んで、その知識をわかり

やすく説明できるレベルであれば決して不可能ではありません。

　ただし、どれだけ知識があっても、いきなり「セミナーを行う！」というのは難しいでしょう。漢方・中医学に関心を持つ人たちに自分の存在が認知されていなければ、参加者はなかなか集まりません。

　よく見られるケースとしては、**知識やスキルを磨くと同時に、SNSなどを利用して地道に自分の活動について知ってもらう**こと。具体的には、X（旧Twitter）やInstagramでの発信や、note（文章や画像、音声、動画を投稿できるプラットフォーム）などでの記事（有料記事も可能）の投稿などがあり、これらを継続してある程度のファン（フォロワー）を獲得できたら、リアルやオンラインでセミナーを開催するといった具合です。この段階であれば、セミナーの告知なども効果的に行えるでしょう。

Point

● 漢方相談の即戦力になれない場合は、「漢方薬 "も" 扱う薬局」や「漢方薬の取り扱いが多い薬店」で経験を積むのが現実的

- -

● 求人情報だけに頼らず、自分の足も使って店舗を探す

- -

● 副業として個人で活動するなら、まず自分を知ってもらうことから始める

「漢方相談」とは どういう仕事なのか

● 漢方相談で聴く「お悩み」とは？

　漢方専門店の主要な業務は「**漢方相談**」です。**お客様のお悩みを聴き取り、それに適した漢方薬を選んで販売**するわけですが、漢方・中医学の専門知識や、症状や病態を正しく判断する技術があればよいかというと、そうでもありません。

　例えば、相談中にはこんなお悩みを吐露されることがあります。

「食事が大事なことはわかっているけれど、忙しくて……。
　どんな食事を作ればいいのかわからない」
「家族関係が悪く、家にいるのが辛い」
「親の財産分与で親族ともめている」
「会社の上司から不倫関係の誘いを受けて悩んでいる」
「賃貸に住むか、家を建てるかで悩んでいる」
「我が子が『発達障害グレーゾーン』と指摘され、将来のことが心配」

　一つ目の「食事」の話題は健康や養生に関係していますが、それ以外は「漢方専門店で相談することなのか？」と思われるのではないでしょうか。ですが、私はこれらの相談すべてに乗っています。「健康相談から人生相談まで」をコンセプトにしているからです。

● 根本原因へのアプローチが欠かせない

　私は、**漢方相談は「漢方薬を選んで終わり」ではない**と考えています。
　例えば、体重増加に悩む人には減量メニューを考案し、それを実践した

045

経過を本人と一緒に毎月振り返ります。どんなものを食べたらよいか、忙しい時でも簡単に作れるレシピなどを提案し、過食を防ぐ食べ方の指導をすることもあります。

　また、**人間関係の悩みは相談内容のかなりの比重を占めます**。というのも、体の不調は精神的なストレスが原因であることが多く、ストレスの要因として多いのが「人間関係の悩み」だからです。

　メンタルの不調を訴える人の場合は、まずその**原因を追究し、どうすればそれを取り除くことができ、不調から抜け出せるのか**を考えます。具体的に表れている症状が「不眠」だからといって、「眠るための漢方薬」を用意すれば解決するわけではありません。不眠の原因を取り除く、あるいは距離を取ることで、漢方薬の効果も大いに発揮されます。

　特に家族の関係は簡単に断ち切れないことから、苦しむ方が非常に多いです。あまりにも無理をしすぎているような人には、「もっと自分本位で生きてもいいと思いますよ」「『家族も近しい他人』くらいのスタンスで接するのはいかがですか？」などとお伝えすることもあります。

● 漢方薬や養生以外の話題に対応することも

　不調の原因はすべて体内にあるわけではありません。食生活が乱れる、睡眠がとれない、不安や緊張が続くなど、**本人の置かれた状況や周囲の環境にそもそもの原因があり、それらを解決しなければ不調も治らない場合が多い**のです。

　そのため、私はお客様にできる限り寄り添う相談をテーマにしており、「タクヤ先生に相談したら解決する」という安心感や信頼感を得ていただけるように努力しています。

　漢方薬には継続して使うことで効果を発揮するものが多いですが、飲み忘れたり、面倒になって中断してしまう人も少なくありません。しかし、

お客様の中に私への信頼があれば、「タクヤ先生に言われたから」と服薬を続けたり、食生活に注意してもらいやすくなり、不調の改善につながります。

　もちろん、様々な話題に対応するのは、簡単ではありません。まったく専門外の分野でも、お客様の悩みに向き合うために必要な知識であれば、時間と労力をかけて調べます。おかげで、ファイナンシャルプランナーや調理師の資格まで取ってしまいました。不動産にもかなり詳しくなり、いわゆる雑学的な知識にも自信があります。

　正直、ここまでする漢方専門家はあまりいないと思いますが、だからこそ差別化にもなっていると思います。場合によっては、症状や体の状態を見立てて漢方薬を選ぶより、何倍も消耗します。それでも、お客様からの強い信頼を得られた時は、最高のご褒美のように感じます。

● お客様の「お悩みの総量」を減らす

　漢方相談は、お悩みに対して常に何かしらの提案するわけではありません。正解のないお悩みもありますし、ただ話を聞いてほしい、時には漢方薬もいらない場合すらあります。

　漢方専門店の仕事は**「来店されたお客様のお悩みの総量を減らすお手伝い」**といえるかもしれません。そして、それこそが漢方専門家が最終的に

■漢方相談でお客様のお悩みの総量を減らす

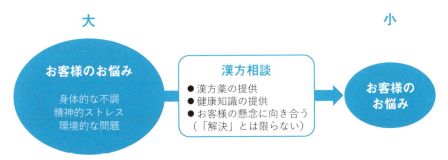

目指すものであると思います。

　私の場合は、体調や症状以外のお悩みにもできるだけ寄り添うという方法をとっていますが、漢方専門家それぞれの向き合い方があってよいと思います。

> **Point**
>
> ● 漢方専門店や漢方専門家の仕事は、来店したお客様の「お悩みの総量」を減らすお手伝い
> -
> ● 漢方薬だけで解決しないお悩みも多く、時には専門外の話題に対応する場合もある

カウンセリングの基本スキルを身につけよう

●漢方相談ではセンシティブな内容を扱う

　漢方相談には、カウンセリングスキルが求められます。お悩みの聴き取りや、症状や漢方薬についての説明、養生法の伝え方など、漢方相談の過程はお客様とのコミュニケーションを基礎にしています。**豊富な専門知識と同様に、カウンセリングの技術も重要**です。

　カウンセリングを成功させるためには、「**リレーションの構築**」が必要です。リレーションは「関係」や「つながり」という意味で、相手との関係を築き、維持し、強化するプロセスを指します。リレーションの構築は、良好な人間関係やビジネスの成功に不可欠なものとされています。

　リレーションの構築には、「信頼の確立」「効果的なコミュニケーション」「共感の表現」「相手のニーズや目標の理解」が含まれます。強固なリレーションシップは、ビジネスの場面で協力関係を促進し、問題解決や交渉を円滑に進める助けとなります。個人的な関係においても、友情や家族関係の深化を助け、感情的なサポートや満足感をつくり出します。

　センシティブな健康についてのお悩みを扱う漢方相談は、**決してビジネスライクに行ってはいけません**。中には、「（その漢方薬が最適かどうかよりも）なるべく高い商品を売りたい」「なるべく手短に話を聴き取り、漢方薬を選びたい」など、コストや時間を過度に重視するような漢方専門家もいます。相手を思いやる気持ちで臨み、自身の誠意を相手に伝えて信頼を獲得することが大切です。

● 漢方相談で意識すべき3つのスキル

　技術的な面でいうと、私は次の3つの重要性が高いと考え、日々の漢方相談で用いています。

■ カウンセリングの基本スキル

- あいづち
- 伝え返し
- 感情の自己開示

　「あいづち」は、**相手よりも「やや低いトーン」で「ゆっくり」「深く」うなずく**ことがポイント。安心感を与えることができます。

　ただし、あいづちが多すぎたり、軽すぎたりすると、相手に「話をちゃんと聞いているのか？」という疑念を抱かせてしまうので注意しましょう。特に、早口や動きが素早いといった自覚がある場合は、自分のうなずき方に注意してみるとよいかもしれません。

　「伝え返し」は、「リフレクション」とも呼ばれる技法で、**相手の意向や考えを一度受け止めて、確認のために聞き返す**手法です。例えば、「確認させてください。〇〇様がおっしゃったのは、『××××』ということで間違いないでしょうか？」というように、**相手の話を要約**して聞き返します。

　伝え返しのメリットの一つは、相手に対して「あなたの話をしっかりと聴いています」というメッセージとなる点です。また、要約された言葉によって、まとまりなく話されていたお客様の頭の中が整理される効果もあり、会話をスムーズに進めやすくなります。

　特に、漢方相談に慣れないうちは、どうしても「お客様の一言一句を聞き逃すまい！」とカルテや薬歴簿にすべてのコメントを書こうとしてしま

います。しかし、話し言葉のまとまりのない記録では、後で見返した時に要点がわかりにくくなります。他のスタッフが漢方相談を引き継いだりする場合にも不都合が生じるでしょう。

伝え返しによって自分もお客様も相談内容を整理した上で記録すれば、次回以降の相談もしやすくなります。

「感情の自己開示」は、**相手の話を聴いて頭に浮かんだ感情を言語化して声に出す**技法で、少しコツが必要です。例えば、相談中に仕事や職場環境のお悩みを聴いた時に、「それは辛かったですね」などと自分が感じた感情を相手に伝えます。

感情の自己開示を行う目的は、相手と自分の「意識を溶け合わせること」。相手に対する否定的な感情は口にせず、あくまでも共感、同調するような言葉を発するようにします。これにより、相手からは「理解者」と認識してもらいやすくなります。わざとらしく繰り返すのではなく、**あくまでも自分が「共感できる」と思えた時にのみ**声に出すのが効果的です。

Point

● カウンセリングスキルが求められる漢方相談においては「リレーション構築」が必要

● 「あいづち」「伝え返し」「感情の自己開示」が基本かつ重要なスキルとなる

● お客様の話をきちんと要約して返すことにより、話し手と受け手の両者が情報を整理できる

Column

相談経験の浅い時期にやってしまいがちな失敗

私は漢方・中医学関連の学校や研修会などに在籍することなく、主に漢方相談の現場の実践で専門家になった人間です。相談件数が多いぶん、失敗も多々経験しています。ここで、少し振り返ってみたいと思います。

まだキャリアが浅い頃に多かったのが、お客様から情報を十分に聴き取る前に「この人は○○証に違いない」と病態を判断してしまい、最善ではない漢方薬を選んでしまうこと。頭に浮かんだ考えを実践したい気持ちが強いために、最善策を見落としてしまい、十分な効果を発揮できませんでした。

また、先に「予算」を聞いたために、最良と思われる漢方薬ではなく、予算内に収まる漢方薬を用意することも多々ありました。次善の策を選ぶことになるので、当然、症状やお悩みの改善には力が足りず、治癒に時間がかかってしまいます。

お客様の予算も大事ですが、症状やお悩みを最も高い確率で改善させられる漢方薬と生活養生を組み立てることを優先すべきです。経験が浅い時期は自信が持てず、「予算オーバーかもしれませんが、これがベストの方法です」とお客様に説明できなかったりします。

臨床経験を重ねて判断に自信が持てるようになると、こうした失敗は減っていきます（すべての人のお悩みを完全に解決できるわけではないので、時には手痛い失敗をすることもあります）。

相手の顔色や懐具合ばかり気にせず、お客様が本当に困っていることを見極め、それを治す最善の方法を説明し、納得して漢方薬を使っていただき、症状の改善によってお客様からの信頼を得る。私の尊敬する漢方専門家たちはみな、こうしたことがぶれずにできていると思います。

3章

漢方専門店・漢方専門家を続けるのは大変ですか？

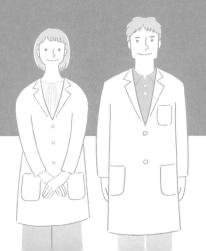

実家に帰り、「さあ、これから!」ところが……

● **実質、調剤薬局？**

　健康相談薬局に転職して2年ほどたった頃、実家の両親から「そろそろ戻って薬局を手伝ってほしい」と連絡が入りました。

　一般用医薬品や漢方薬の知識も増え、相談業務にもある程度の自信がついたこともあり、いよいよ実家の「漢方のスギヤマ薬局」に戻ることにしました。健康相談薬局での経験を活かし、「これからは漢方薬を主体としながら、お客様のお悩みに向き合える」とワクワクしていました。

　しかし、健康相談薬局の退職が決まってすぐに、私の思い描いた「漢方薬局での仕事」とは大きく異なる現実を突きつけられることになります。

　当時の漢方のスギヤマ薬局では、調剤業務も行っていました。薬局から数件隣にある小児科医院の医師と父が懇意にしており、私が子どもの頃、すなわち漢方薬局になる前の「杉山薬局」時代から、小児科の処方箋を応需し、調剤業務をしていました。

　調剤業務を続けていることは私も知っていましたが、「杉山薬局」時代とは違って漢方相談の割合が当然多いだろうと考えていたのです。

　ですが実際は、**漢方相談と調剤業務の比率は1：9**。漢方のスギヤマ薬局が近隣の医療機関から応需していた処方箋の枚数は、想像以上に多いものでした。「漢方の」と標榜しているものの、ほとんどの顧客からは「調剤薬局」と認識されていたのです。

● **経営を安定させる調剤業務が漢方相談業務を圧迫？**

　調剤報酬があることは経営の安定につながりますが、見方を変えれば**漢**

方相談だけで店舗経営を成り立たせるのが難しいということでもあります。ただ、昨今の調剤報酬改定の動きを見ると、「調剤で経営が安定」とはいえなくなる可能性もあります。

そして、**調剤業務量の多さは漢方相談業務を圧迫する原因**にもなります。漢方のスギヤマ薬局もまさにそうで、調剤業務に追われるあまり、せっかく漢方の相談客が来てもマンパワー不足で十分に対応できない。その結果、処方箋調剤のウエートがますます重くなる……という状況でした。「漢方相談の合間に処方箋調剤」と思っていたのに、「処方箋調剤の合間に漢方相談」が現実だった——正直、これには参りました。再び調剤業務をやっていくのか……。前職の健康相談薬局に勤め続けたほうが希望の働き方に近いのですから、明らかに気落ちしました。

とはいえ、落ち込んだところで漢方相談が増えるわけでもありません。「来局される患者様のためにも、まずは調剤業務にしっかり取り組まなくては」と、再び処方箋調剤に集中する日々が始まりました。

Point

- 漢方相談に特化せず処方箋調剤を併設する漢方薬局が多い背景には、漢方相談だけで店舗経営を成り立たせることが難しい現実がある

- 処方箋調剤は経営の安定という点でメリットがあるが、昨今の調剤報酬改定などで以前よりも採算性は落ちている。処方箋調剤への依存により経営難に陥る漢方薬局も増えている

調剤の「患者様」を、漢方薬局の「お客様」へ

● 来局したお母さんたちが見ていたのは？

　当時、漢方のスギヤマ薬局に来るのは近隣の小児科医院の患者様、すなわち受診したお子さんと20〜40代のお母さんがほとんどでした。小さな薬局に毎日50枚以上の処方箋が持ち込まれ、小児用の粉薬を分包したり、シロップ液剤を作ったりしていると、あっという間に時間が過ぎます。

　ただ、そんな忙しい調剤業務の合間にも、私は前職で磨かれた「**お客様の目線を意識すること**」が自然とできるようになっていました。

　漢方薬局ですから、店内には様々な漢方薬が陳列されています。調剤を待つ間、20代のお母さんたちはそれらを物珍しそうに眺めるだけですが、30〜40代のお母さんたちの多くは特定の商品に目を向けていました。「アンチエイジング」と書かれたPOPとともに並んだ漢方薬です。
「プラセンタ」と呼ばれる胎盤から抽出されたエキスを主成分とする製剤でした。胎盤は母体の子宮に形成されて、母体と胎児をつないで栄養を届ける器官。胎児の生命を維持する胎盤には多様な栄養素が含まれており、産後に自分の胎盤を食べて疲労を回復させる動物も多いです。
　中医学においても「補腎」と呼ばれるアンチエイジングの働きに優れた動物性生薬として、広く用いられています。当店で取り扱っていたものは、豚の胎盤を製剤化したものでした。

● 胎盤製剤をPR

　次第に、私はPOPや商品を見つめるお母さんたちに「プラセンタってご存じですか？」と声をかけるようになりました。反応は、よかったり悪

かったりと様々。彼女たちにしてみれば、ある日急に薬局に現れた若い男性薬剤師が声をかけてくるのですから、警戒するのは無理もありません。

それでも、私には健康相談薬局時代に培った、「**商品価値を正しく説明する技術**」や「**相手に興味を持ってもらえるように紹介する技術**」があります。臆することなく、次のような説明をしました。

「胎盤は赤ちゃんとお母さんをつないで栄養を送るもので、命を育むまさに栄養の宝庫です。動物の多くは、出産後に自分の胎盤を食べるのをご存じですか？　出産で疲弊した体を立て直すのに最適な栄養源だからなんです。

それほど優れた栄養成分をとることができる商品なのですが、飲みやすい錠剤に加工されているので匂いなどもなく、服用しやすいと思いますよ」

「この商品は、サプリメントではなく『医薬品』であるところがポイントなんです。医薬品はサプリメントよりもはるかに厳しい試験をパスしないと認可されません。だから、安全性と効果に自信があるんです」

「『胎盤』って聞くと、衛生的に問題がないのか心配になりますよね。この商品はきちんと管理された環境で育った豚の胎盤を加工しています」

「中国では、胎盤は『紫河車』という名前の動物性生薬として古くから重宝されています。漢方薬でもあるんですよ。美容にもアンチエイジングにも役立つ特別な一品です」

この商品は何百回も説明したので、今でもスラスラと出てきます。商品の特徴を紹介した後で「何かお悩みのことはありますか？」と聞くと、ほとんどの方が「実は最近、ちょっとシミが気になって……」とか「白髪が気になり始めて……」と話してくれました。そして、そのうち6〜7割くら

いの方が商品を購入。

　この胎盤製剤をきっかけに、**ほぼ「調剤薬局」と認識されていた漢方の
スギヤマ薬局は、「漢方薬局」としても認知**され始めました。

Point

- 処方箋調剤を目的に来局したお客様に、アンチエイジング
  商品をPRし、漢方薬局としての認知を広げる

- 漢方薬に関心がないお客様にも興味を持ってもらえるよ
  うな説明の仕方を工夫する

「処方箋調剤」と
「漢方相談」をつなぐ方法

● 漢方薬局ならではの商品で興味を引く

　前述のように、調剤併設の薬局では漢方相談業務にかけられる時間や人手が不足し、その結果、漢方部門の売上が伸びないという状況がよく見られます。そんな状況を打開するために、当時、私が行った施策とその効果についてまとめます。

　今でこそSNS経由で全国から相談客が集まる漢方のスギヤマ薬局ですが、当時は紙のチラシを配ったり、駅に大きな広告看板を掲示したりして、地場の顧客をコツコツと集める以外に方法がありませんでした。特にこの業界はアナログなので、インターネット活用も当たり前ではなく、店舗のウェブサイトを作ったら「すごい！」と言われるような時代でした。

　そこで考えたのが、まず**「当店を調剤薬局として利用する患者様」に、ここが漢方相談薬局であると認識してもらう**こと。そもそも、1日に50名以上もの患者様が来てくれています。それまで「調剤の患者様」ととらえていた方たちを、**「漢方相談のお客様予備軍」**に変えていこう、というわけです。

　とはいえ、いきなり「漢方相談しませんか？」などと声をかけても、興味を示してもらえません。「漢方薬局のお客になる」というのは、それなりに高いハードルです。だから、当店に置いてある商品、それも**「一般的なドラッグストアや薬店にはない商品に興味を持ってもらう」**という、やや低めのハードルを設定して施策を検討しました。

　そして、商品を売るために必要とされる4つのポイントについて、当店

に当てはめて考えてみました。

■商品を売るための4つのポイント

ポイント	漢方のスギヤマ薬局の場合
①ターゲット層の絞り込み	30〜40代で「年齢による変化」が気になりだした女性
②ターゲット層のニーズの抽出	アンチエイジング作用の高い商品を求めている
③ターゲット層が商品にかけられる単価の分析	月にかけられる単価は1万円以内
④ターゲット層へのアピールポイントの策定	一般的なドラッグストアや薬店にはない、漢方薬局だからこそ取り扱えるアンチエイジング商品

　これらに加えて意識したのが、メインターゲット層より若い女性にも手の届く価格帯にすること。ターゲット層が広がるとともに、メインの層にはお得感のある価格となり、リピート購入が見込みやすくなるからです。

　もちろん、単価を気にせず「効果の高さ」を優先したい気持ちもありますが、もともと処方箋調剤で来られたお客様であることを考えると、**保険適用のない商品は高額な印象を持たれやすい。**漢方相談への導入のハードルを下げるためにも、リーズナブルで効果や特徴を理解しやすく、「これなら買ってもいいかも」と思える商品をアピールすることを意識しました。

　そして、主力商品に選んだのが「胎盤製剤」だったわけです。アンチエイジング商品は他にもありましたが、サプリメントではなく医薬品である点が選定のポイントとなりました。

● 処方箋調剤の客層に合う漢方薬を強化

　仮定の話にはなりますが、もし近隣にあったのが小児科ではなく、皮膚科や内科、眼科などの病院でも、それぞれの患者様に対応する漢方薬をおすすめしていたと思います。**予防医療という点でも漢方薬の有用性は非常に高い**ので、「将来的な眼病を予防するための漢方薬」なども喜んでいただけたかもしれません。

もちろん、**近隣の病院の医師との意思疎通は必要**です。あくまでも処方箋をお持ちになる患者様であり、「漢方薬を使えば病院に行かなくてもよい」と思われるようなすすめ方をしてしまうと、医師とのトラブルになる可能性もありますから。

当時の漢方のスギヤマ薬局の顧客は、「漢方薬に馴染みがあり、漢方相談とは何かを理解している人」と、「処方薬をもらう目的で訪れた漢方相談には関心のない人」に大別され、後者が大勢を占めていました。一刻も早く漢方相談を主体としたい気持ちはありましたが、コツコツと**顧客の意識改革を促す**ことに努めました。

かつての当店のように、調剤と漢方相談のバランスに苦慮されている漢方薬局経営者のヒントになればと思います。

Point

- 処方箋調剤のお客様を「漢方相談のお客様予備軍」ととらえる

- ターゲット層をふまえて、PRを強化する漢方薬を選ぶ

- 自分の売りたいものではなく、お客様が「これなら買ってみようか」と思える商品を選ぶ

胎盤製剤の販売数が全国1位に！

● 「何が起きているのでしょうか？」

　小児科の処方箋を持って来局されるお母さん方に胎盤製剤をすすめる日々がしばらく続きました。商品説明は回数を重ねるほど要点が絞られ、より端的に特徴や魅力を伝えられるようになっていきます。それにともない、商品の売上も伸びていきました。

　商品自体の効果の高さもあり、初回購入者のリピート率も上々。1箱（1か月分）で6,000円弱という価格でしたが、当店の漢方部門の売上を押し上げる原動力となりました。

　そんなある日、この商品のメーカーから1本の電話が入ります。
「御社での胎盤製剤の販売数が、ここ数か月で異常な数字になっているのですが、一体、何が起きているのでしょうか……？」
　商品が売れるのは喜ばしいことなのに、担当者の声はどうも複雑な印象です。聞けば、漢方のスギヤマ薬局がその商品の販売数で全国1位になっているとのこと。驚きましたが大変名誉なことですし、特に隠すこともないので「処方箋調剤で訪れる患者さんにすすめ始めたところ、非常に好評をいただいています」と伝えました。

● 講演活動で商品説明のスキルがさらに上がる

　すると、「その商品説明の方法を、ぜひ全国の先生にレクチャーしてほしい！」と胎盤製剤のセールス法に関する講義依頼が舞い込みました。
　ビジネスやセールスに関する講義依頼など初めてで、しかも開催場所は札幌市。地元の神奈川県から遠く離れた地での人生初の講演に、驚きと緊

張もありましたが、思い切って引き受けました。

　取り扱い店舗経営者向けの講義の評判は上々で、その後、毎月のようにこのメーカーから講義依頼が来るようになりました。仕事として講義をする以上、私自身も「適正な商品を上手にすすめて、店舗も消費者も幸せになる方法」をさらに模索します。そして、講演活動をきっかけに「人に教える喜び」にも目覚めていきました。

　この胎盤製剤の件で私が学んだのは、

- 最初から様々な商品を売ろうとするのではなく、一つの商品のPRに全力を注ぐべき
- 「特化すること」には力があり、大きな成果が得られる

ということです。「何でも売れます」というのは、逆に「強みがない」ということでもあると気づきました。

　薬局で扱う商品の中でも、胎盤製剤はニッチな分野です。だからこそ、若くて経験の浅い当時の私でも、売り方を学んで、ニーズのあるお客様に興味を持っていただき、全国1位の販売数を達成することができました。そして、この一件は自分自身をアピールする武器にもなりました。

　何より、「どうすれば多くの人に興味を持ってもらえるか」を日々考え、知識のインプットとアウトプットを続けることが大切であるということも、講演活動を行う中で自然と学べたと思います。

Point

- 一つの商品を売ることに特化して「誰にも負けない強み」を作る

- 得た学び（インプット）を誰かに伝えること（アウトプット）で、知識や技術の精度がより上がる

突如訪れた、薬局経営の危機！

● **近隣病院が閉院**

　業界内の一部で「胎盤製剤がすごく売れる店」という評価を得た漢方のスギヤマ薬局。私は、この自信を次のステージにつなげる手を考えていました。
「胎盤製剤をたくさん売る漢方薬局」といっても、あくまでもメーカーと商品を取り扱う会員店の間で少し有名になっただけ。処方箋調剤で来店するお母さんたちの間でちょっとした評判になり、「噂を聞いた」と来店するお客様も増えましたが、それだけで漢方薬局としての十分な売上が立つわけではありません。
　そんな時、漢方のスギヤマ薬局の運命を変える事件が起こりました。当店が大変お世話になっていた近所の小児科の先生が、急逝されたのです。病院も閉めることになりました。

　父に「先生、少し調子が悪いそうだ」と聞いてから、あっという間の出来事でした。私も幼い頃から予防接種や麻疹などでお世話になった先生で、「ショック」という言葉では表現しきれませんでした。
　また、ここまで漢方のスギヤマ薬局がやってこられたのも、小児科からの処方箋による収入のおかげ。私が薬科大学院まで通えたのも、処方箋応需により実家の経営が安定していたからと言っても過言ではありません。
　それが一気にゼロとなり、大きな収入源が絶たれてしまいました。ようやく漢方薬局としての認知を広げる道筋が見え始めた時で、目の前が真っ暗になりました。

● 本当の漢方薬局になるチャンス

当時、漢方のスギヤマ薬局は父・母・私の３人体制。父と母は調剤業務で忙しくしながら、息子が何やら頑張って商品を売ろうとしているのを見守ってくれていましたが、処方箋による収入が大幅に減るとなったらそんな余裕はありません。家族経営の会社であっても、スタッフへの給与が滞りなく支払われなければ健全とはいえないでしょう。一体どうすればよいのか……。

途方にくれながらも、私は「漢方のスギヤマ薬局は、ようやく『元通り』になったのかもしれない」とも思いました。当初目指していた**漢方相談を主業とするビジネスモデルに戻す絶好の機会**だと、かなり強引ではありますが思い直すことにしたのです。

正直、私自身はあまり調剤業務が好きではなかったので、「自分のやりたい仕事に全集中できる」という気持ちがあったのは否定できません。小児科の先生への深い感謝とともに、「もう前に進むしかない！」と心を決めました。

とはいえ、漢方相談の予約表は笑ってしまうほどスカスカ。手持ちの武器は、完成したばかりの薬局のウェブサイトとタウン誌の広告掲載くらいで、なんとも心もとない状況です。数日考えて、私は父に言いました。
「父さん、うちの薬局だけど、『完全予約制』にしようと思う」

それを聞いた父は、「息子の言っている意味がわからない」という表情。
「完全予約制……って、予約なんてほとんど入っていないじゃないか」

まったくもってその通りです。

当時の漢方相談客はごくわずかで、そのほとんどがふらりとやって来て、立ち話をして漢方薬を買って帰る、というスタイル。予約して来店する人などまずいませんでした。その状況で完全予約制にするなんて、突拍子もない提案だと思われても仕方がありません。

でも、本当にそうだろうか？　私はあっけに取られている父に言いまし

た。

「うん、予約はスカスカだね。だからこそ完全予約制にしたいんだ」

> **Point**
> - 薬局の収入を処方箋調剤に依存していたため、近隣病院の閉院にともない一気に経営が傾く
> - 「処方箋（医師・病院の存在）がないと成り立たない」という処方箋調剤のリスクを改めて認識する

予約表がスカスカでも、完全予約制にすべき理由

● 数少ない漢方相談がなぜか重複

「完全予約制」というシステムについて、皆さんはどのようなイメージを持つでしょうか？

- 相談件数が増えて混むようになってから導入するもの
- お客様にとってハードルが高くなるため、顧客減少につながるのではないか

私は、**完全予約制は、お客様にも店にもメリットが大きい**と考えます。以前の漢方のスギヤマ薬局の予約件数は本当に少なく、1日に1〜2件入っていればよいほう。しかし、その少ない予約のタイミングに、他のお客様も漢方相談で来局されて、お待たせしてしまうことが驚くほど多かったのです。分析してみると、次のようなことがわかりました。

相談業務は主に父が担当しており、そのお客様の特徴（年齢、お悩み、生活習慣など）はとてもよく似ていました。仕事や通院、買い物などで外出したついでに相談に立ち寄るといった行動パターンも類似するため、来局のタイミングが重なりやすいと思われました。

漢方相談の重複を防ぐ最も有効な手段は「完全予約制の導入」です。すべてのお客様に予約を取っていただき、相談時間が十分に提供されることを認識していただく。そうすることで、**お客様も漢方専門家も漢方相談に集中**できます。

実際に、完全予約制の導入後は、急な来客に対しても「予約のお客様を優先させていただく」旨を伝えやすくなり、お客様からも「次の相談を待

つ人がいる居心地の悪さがなくなった」と好評でした。

● 漢方相談以外の業務時間を確保

完全予約制には、他にもメリットがあります。

例えば、**スタッフの時間管理がしやすくなる**ということ。漢方専門店の仕事は漢方相談だけではありません。事務処理や在庫の管理など、様々な業務を相談以外の時間に行います。

当時の漢方のスギヤマ薬局は、処方箋調剤が激減し、漢方相談の来客も少なく、暇な時間帯が多い状況でしたが、だからこそ来局者を増やすために、私にはやることがたくさんありました。

例えば、店舗ウェブサイトに掲載する健康情報の記事の執筆、漢方相談のスキルを上げるための勉強、カウンセリング能力を高めるために心理学や話術に関する本を読むなど。他にも、お客様に心地よく過ごしていただけるような相談スペースのレイアウトを模索するなど、時間はいくらあっても足りません。

私は毎朝、その日のタスクをすべて書き出し、優先度の高いものから終わらせていくようにしています。そして、多くのタスクをこなすためには「リズム」が重要だと考えています。完全予約制にする前は、せっかく乗ってきたリズムが急な来客で崩されることがしばしばあり、かなりのストレスとなっていました。

しかし、完全予約制にしたことで、**漢方相談以外の業務に取り組むための時間をしっかり確保**できるようになり、仕事の効率が大きく向上しました。

● 丁寧な相談対応で客単価も上昇

経営面に直結するプラスもあります。漢方のスギヤマ薬局では、**完全予約制にしたことで客単価が上昇**しました。

068

導入前は、基本的に立ち相談で話を聴き、漢方薬を選び、ご購入いただくというスタイルで、時間にして10〜15分程度。「町の薬局さん」だった名残もありますが、調剤業務の忙しさから「じっくり座って相談」が徹底されていませんでした。そして、それが「客単価の低さ」や「リピート率の低さ」などの弊害を生んでいたのです。

漢方相談薬局が取り扱う漢方薬は、医師の処方箋が不要であるため保険適用にはなりません。ドラッグストアなどで購入する一般用医薬品と同じく、自費での支払いとなります。さらに、漢方薬の価格は決して安いものではなく、客単価はドラッグストアと比較するとかなり高めです。

現在、漢方のスギヤマ薬局は客単価が2万円を超えていますが、当時は1万5,000円もありませんでした。お客様のお悩みを改善するために効果の高い漢方薬、あるいは複数の漢方薬を使用したいと思って提案しても、**「高すぎる」「漢方薬にそんなにお金をかけられない」**と断られてしまうことが多かったのです。

服用してほしい漢方薬をお客様に購入してもらうためには、**漢方薬への信頼と、それをすすめる漢方専門店や漢方専門家への信頼**が必要です。信頼がなければ必要な漢方薬を買っていただけませんし、最善の漢方薬でなければ服用による効果も十分ではないため「症状がよくなっている」実感が得られず、次回の購入につながりづらくなります。その結果、客単価が上がらない、リピート率が低いという状態になるのです。

完全予約制にして、**時間をかけてお悩みをうかがい、漢方薬の効能や使い方、生活養生のご提案**ができるようになると、それまで「高い」と購入につながらなかったお客様が減り、徐々に客単価が上がっていきました。

店舗のホームページやコラムを連載していたタウン誌に「当店は完全予約制です」という文言を大きく掲載すると、それまでほとんど鳴ることの

■完全予約制にする主なメリット

- お客様がゆっくり安心して相談できる環境を提供できる
- 冷やかしの相談を減らし、本当に漢方薬を買いたいお客様を選別できる
- 店舗スタッフの時間管理をしやすくする
- 店舗の専門性と信頼を高められる
- 相談の質が上がった結果、客単価も上げられる

なかった相談予約の電話が少しずつ入り始め、件数も日増しに増えていきました。

　今でこそ完全予約制の漢方専門店は多いですが、当時は、少なくとも当店の周辺に「完全予約制」を謳う店舗はありませんでした。

　おそらくどのオーナーも「完全予約制」という言葉が来局のハードルを上げてしまうと考え、躊躇していたのでしょう。現在でも、漢方専門店経営の講義をしていると、「完全予約制なんて自分の店にはハードルが高くて……」と話される方は多いです。

　しかし、完全予約制はあくまでも「お客様本位」のシステムであり、専門家自身の時間管理をしやすくするものであり、質の高いサービスを提供できるもの。店舗側にもお客様にもメリットが大きい仕組みだと思います。

Point

- 完全予約制で、店舗側は時間管理がしやすくなり、質の高いサービスを提供できる
- サービスの質が向上すると、客単価も上昇する

「何でも相談できる」より専門分野をアピール

● 体全体を診る中医学ではあるけれど……

　ビジネスにおいて独自性は重要だといわれますが、漢方専門店のような医療系のビジネスにも大いに当てはまります。

　例えば、耳に違和感があり近所の診療所を受診するとします。「○○耳鼻咽喉科」という診療所もあれば、「△△耳鼻咽喉科・小児科」など複数の診療科を標榜するところもあるでしょう。患者さんの中には、単独表記の前者のほうに「専門性の高さを感じる」という人が、意外といらっしゃいます（複数分野で十分な経験を持つ医師が診ていたり、診療科それぞれに専門医がいる場合もあり、専門性の高さと必ずしも関係しませんが）。

　私自身は、人体を個別の臓器の働きではなく、それらのつながりによってとらえることを重視する中医学を扱っているため、「何でも診てもらえる（人体を一つの有機体として認識できる）知識とスキルがある先生（漫画『Dr.コトー診療所』のコトー先生のような）がいるなら、そちらを受診したいと思うのですが、大半の人はやはり**「専門性」に惹かれる**のではないかと思います。

　漢方専門店も同様で、例えば婦人科系の疾患、高齢期に多い症状、メンタル症状など、**特定の分野を得意とする漢方の専門家や専門店**のほうが、「どんなお悩みにも対応します」というところよりも相談してみたいと思うのではないでしょうか。

　実は、かつての漢方のスギヤマ薬局も「何でもご相談ください」というスタンスでした。完全予約制でもなく、相談料も無料だったので、冷やかしのような相談も多々ありました。自分の貴重な時間や知識を無料で提供

した挙げ句に、「帰って検討します」と何も購入されずに帰ってしまう。もちろん、リピートはほぼ確実にありません。

しかし、これはお客様ではなく、自分たちの専門性をきちんと発信できていなかった店側に問題があったのです。幅広いお悩みに対応できるところが漢方相談の魅力であり、やりがいでもありますが、**得意分野や専門性をアピールしたほうがお客様には伝わりやすく**なります。

● 専門性とサービス環境の整備

大ベテランの父には、お客様の体質や状況を綿密に分析した上で漢方薬を選定できる豊富な知識と経験がありました。一方で私は、メンタルのお悩みの相談に自信があり、そうした分野でのカウンセリングを打ち出している漢方薬局が少なかったことから、「**メンタルの相談ができる漢方薬局**」を専門性として打ち出すことにしました。

相談内容の専門性に加えて、提供するサービスの独自性や、相談する空間の快適さがあると、さらに選ばれる理由につながります。そこで、父の知識や経験の価値をお客様に認識していただくために、完全予約制や落ち着いて相談ができる空間などの環境整備に力を入れました。

安価とはいえない漢方薬を納得して購入していただくためには、売る側に高い専門性（知識や技術）があり、それをお客様にも知っていただくことが欠かせません。

Point

- 「何でも相談OK」より、「〇〇〇が専門です」のほうが好まれる

- 完全予約制や相談スペースの環境づくりも店舗の特徴となる

無料相談はNG！「相談料」は必ずいただく

●時間や知識は有料で提供すべき

　漢方相談は、お客様のお悩みをうかがって、漢方薬を選んで提案し、購入していただくビジネスです。「相談」がサービスの根幹であるわけですが、これを有料にするか、無料にするかは、専門店や専門家によって判断が分かれます。

　私自身は、**無料相談は避けるべき**だと考えています。漢方のスギヤマ薬局の場合は、完全予約制の導入と同時に相談料をいただくことにしました。それ以前は無料にしており、昔ながらの薬局を経営してきた父には、「相談料なんて取って大丈夫か？」と心配されました。

　父に限らず、世の多くの専門家は、自分の持つ専門知識の価値を十分に理解していないと思うことが多々あります。業界内の人間にとっては当たり前で、ごく基礎的な知識や技術であっても、一般の人にとっては非常に価値のあるものだったりします。

　私自身は、「**専門知識を無料で提供するのが当たり前**」という認識は間違いであり、漢方相談を無料で提供することにも大きな問題があると考えています。

　相談料が無料の頃は、「ちょっと聞きたいのだけど……」と電話でご自身の症状を一方的に伝えて、「どんな薬が合うのか教えてくれ」という問い合わせが少なくありませんでした。店舗に相談にいらしても、漢方薬の購入には興味を示さず帰っていく人も数多くいました。ある意味、こちらの知識と時間を奪われているともいえます。

　そして、こうした人が将来的に顧客になる可能性はとても低い。「**お客様**」と「**そうでない方**」**を区別する必要**があると感じて導入したのが相談

料でした。

■漢方相談を有料にするメリット

- 購買意欲が低く、情報だけを得ようとする人（将来的に顧客となる可能性が低い人）の来店が減る
- 漢方薬などの商品だけでなく「相談」に価値があることを、お客様に認識してもらえる
- お悩みや症状の経過などの情報を整理して来店するお客様が増え、内容の濃い漢方相談を行える
- スタッフにとっては、覚悟と責任を持って漢方相談に臨むプレッシャーとなり、自己研鑽の意識がより高まる

● 有料にすることで漢方相談の質も上がる

相談料の設定の仕方にはいろいろあります。例えば、相談時間が30分〜1時間で、相談のみで終了した場合は数千円、漢方薬等を購入した場合は商品代金のみで相談料を無料とする。商品代金とは別に相談料も設ける。漢方薬の購入がなく相談のみであっても無料、などです。

漢方のスギヤマ薬局の場合は、漢方薬やそれに準ずる商品を購入していただければ相談料は無料。購入に至らなかった場合に、30分につき2,000円の相談料をいただくシステムです。

私の相談時間は初回が1時間、次回以降も30分と長めに設定しているため、1回につき2,000〜4,000円の相談料が発生します（商品購入がなかった場合）。ただ、私の専門知識はあくまでも漢方薬の販売業というビジネスのために使われるものであり、ビジネスである以上は対価を頂戴するのが当然であると考えます。「時間と知識の提供に対価が発生すること」と「それだけの責任と覚悟を持って相談を行っていること」をお客様に認識して

いただくための有料相談です。

　相談料導入の効果は抜群で、いわゆる冷やかしのような人はまったく来なくなりました。当店としても、自分たちの知識と技術により責任を持って相談に臨むようになり、お客様の側も相談内容をしっかりと準備して来店されるので、自ずと**漢方相談の質が向上し、満足度も上がり**ました。

　本書の読者には漢方や中医学の専門知識をお持ちの方が多いと思いますが、その価値を自身で正しく認識することの大切さをお伝えしたいです。

Point

● 自分の時間と知識に価値を与えるために相談料を設ける

● 有料であることで、お客様にも「この相談には価値がある」と認識してもらう

● 有料化により漢方相談のハードルは上がるが、そのハードルを越えない人はそもそも顧客になりえない

漢方相談に来るのは「話を聴いてほしい人」

● 「聞く」と「聴く」の違い

　近年、「傾聴」という言葉がビジネスでも注目されています。漢方相談やカウンセリングは、まさに全身を傾けて相手の話を聴くことを主体としなければなりません。

　漢方相談を始めたばかりの頃は、お客様の悩みを聞いていて「あの漢方薬が適している！」と思いついたら、相手の話を遮って説明してしまったり、自分の意見を伝えたりすることがありますが、これは大きな間違い。**漢方相談に来る人のほとんどは、「話を聴いてほしい人」**だからです。

- 聞く …… 耳に入った音や言葉を認識する行為
- 聴く …… 全身を使って相手の考えや思いを聴き取ろうとする行為

「聞く」と「聴く」は、明確に異なります。

　相談中の相手の話を単なる情報として扱う人は、「聞く」になりがちです。情報は得られるものの、相手の内面を理解することは難しく、ただ選択した漢方薬や養生法を機械的に伝えるだけで終わってしまうでしょう。

　もちろん、これも「漢方相談」として成立してはいます。ただし、お客様が「安心して話せる」と感じて、漢方専門家との間に信頼を構築するまでには至らないため、その後のリピート率などにマイナスに働く可能性は高いです。

　相手の目を見ながら真摯(しんし)に傾聴を行い、**お客様が「すべて話せた」と思えるように誘導**していくことも、漢方相談に欠かせない技術となります。

● 傾聴が8割、説明が2割

　特に初めて来店されたお客様の場合、私は傾聴が8割、自分から話す（弁証論治や漢方薬の説明）のが2割くらいのバランスになるよう心がけています。そして、これを1時間という相談時間枠の中で行います。

　時間内に収めることも、漢方相談の重要なポイントです。**人間が集中力を維持できるのはせいぜい1時間程度で、それを超えて行っても相談の質は上がらない**と感じています。

「つい親身になって、2時間も3時間も話を聴いてしまう」という同業者の悩みを耳にすることもありますが、それだけ長時間になると同じ話を繰り返している可能性が高いです。厳しい言い方ですが、情報の抽出や要約が不十分なために2～3時間もかかってしまっており、漢方相談のカウンセリングとしては「失敗」だと私は考えます。

　私自身もまだ精進する身ですが、設定した時間内でお客様に「話したいことが話せた」「聴いてもらえた」「希望が持てた」と感じていただけるように漢方相談に臨んでいます。

Point

- 漢方相談では「傾聴」の意識が何よりも重要

- 設定した時間枠内（30分～1時間が目安）で十分な満足度をお客様に与えることが求められる

漢方薬の選択や改善指針に自信が持てない時は？

● **漢方相談や勉強会で症例を学ぶ**

　漢方相談は経験を積み重ねることで、自分の判断に自信が持てるようになってきます。

　セオリー通りに漢方薬を選んだのに、思うように改善していかない……こんなことは日常茶飯事。漢方相談はトライ＆エラーの繰り返しで、経験や知識を増やしていくしかないのです。

　とはいえ、自分一人で経験できる症例数には限りがあります。だから、**多くの漢方専門家たちの症例を学んで、引き出しの数を増やす**ことも重要です。よく漢方薬メーカーなどによる勉強会が開催されますが、特に**症例検討会**があれば積極的に参加しましょう。

　ただし、メーカー主催の勉強会は、その会社の商品を取り扱っている、あるいは取り扱い店舗の会組織に所属しているなど、参加条件が設けられている場合が多いです。一般消費者が参加するのは難しい場合もあるので注意しましょう。

● **選んだ漢方薬で予想外の反応が出たら？**

　私も専門家として漢方相談を始めて約20年になりますが、選択した漢方薬により予想外の反応が出ることや、思った通りの効果を得られないことは今でもあります。大事なのは、**焦らずに落ち着いて、別の手段を模索**することです。

　例えば、皮膚疾患に対して漢方薬を使用すると、「好転反応」と呼ばれる一時的な増悪をともなうケースが多く見られます。改善に向かう過程で起こる反応ですが、予備知識のないお客様だと「漢方薬を服用したら、か

えって悪化した」と驚かれる場合もあります。

　こうした可能性が考えられる場合は、お客様に恐怖心を与えないように説明し、「増悪が1週間続くようなら、必ずご連絡ください」などと、**具体的な目安や対策を伝えておく**と安心です。

　経験が増えると、うまくいかなかった場合の別案も自然と頭に浮かぶようになってきます。いろいろ試しても事態を打開できなければ、他の漢方専門家に意見を聞くことも有効です。日頃から、学校や職場、SNSなどを通じて**漢方専門家同士の横のつながり**をつくる努力は怠らないようにしましょう。

> ## Point
>
> - プロになってからも症例研究は欠かせない
> - 選択した漢方薬や養生法の効果が出ない時は、焦らずにお客様に説明して、別の手段を探る
> - 対応に悩んだ時に質問できる漢方専門家同士のつながりも大事

お客様が漢方相談に最も求めるものは？

● 希望が持てる漢方相談

　お客様の多くは「希望」を求めて、漢方相談にいらっしゃいます。もちろん、「不調の原因を知りたい」「漢方薬によって症状を改善したい」という思いもありますが、お客様自身が**「これで治せるかもしれない」「悩みが解消される」と感じられること**が大事です。

　いくら症状や漢方薬について詳細に説明しても、お客様に希望を与えられなければ、その漢方相談は失敗に終わる可能性が高いでしょう。実際に、症状や漢方薬を詳しく説明して「では、これをきちんと飲んでください」と相談を終える専門家は多いです。そして、「丁寧に説明したし、漢方薬の効果もあったはずなのに、お客様のリピートが少ない……」と悩んでいたりします。

　私が漢方専門店をコンサルティングする際には、どのようなスタイルの漢方相談を行っているかを確認しますが、「お客様が希望を感じられるような対応」は特に重視しています。

● 「改善計画」で服薬の状況も向上

　では、どうすれば希望を与えられるのでしょうか？　私は**「改善計画」**をお話しするようにしています。

　未来について断定的に話すことはできませんが、それまでの経験から、同じようなお悩み、年齢、環境の方が改善していった例をピックアップしてお話しするのです。

　「似たお悩みの方は、この漢方薬をこのくらいの期間飲んでいただいて、このような経過をたどって改善していきました」という具合に紹介する

と、多くのお客様が「自分もそうやって治っていくかもしれない」と希望を持たれます。**希望があると、生活養生や漢方薬の服用にも真面目に取り組んでいただける**ので、効果が表れやすくなりますし、効果を感じれば漢方薬の使用を継続（リピート）されるようになります。

　もし、提案した通りに漢方薬を服用してもらえない、生活養生ができていない、途中で来店されなくなる、といったことがあれば、「お客様に希望を与えられているか？」という視点で振り返ってみるとよいのではないでしょうか。

■改善計画の例

年代・性別	40代・女性
お悩み（主訴）	冷え性と生理痛がひどい
見立て	「血虚」（体に栄養を与える血が不足している病態）と、血虚から起こる「瘀血」（血の巡りが悪くなっている病態）が主原因
対処法	・漢方薬としては、虚血と瘀血の両方を改善できる芎帰調血飲第一加減を使用（4か月程度の服用で血液の状態の改善がみられるケースが多い） ・漢方薬の効果を高めるために、食養生（お菓子やアイスクリームなどを避け、補血系（ほうれん草、黒ごま、黒豆など）や活血系（ネギ類や青魚、にんにくなど）の食材を積極的にとる）、睡眠（できれば7〜8時間程度）、運動（特に下半身の運動を意識。ご本人が無理なく続けられる筋トレやストレッチ、ウォーキングなど）も行う

Point

● 改善計画を示し、「よくなるかもしれない」という希望を持ってもらう

● 希望があると、生活養生や漢方薬の服用への取り組み方も変わる

新規顧客にリピートしてもらうために必要なこと

● **不安を取り除き、服薬コンプライアンスを高める**

　顧客を増やしていく上で、「新規顧客の獲得」と「顧客のリピート率の向上」は欠かせません。

　例えば、SNSの活用で「認知度」と「信頼」を高めることは新規顧客の獲得につながりますが、どんなに新規顧客が増えても2回目以降のリピート相談につながらなければ、売上を安定させたり、増やしたりすることは難しいでしょう。

　お客様にリピートしていただくには、次の2点がポイントとなります。

・**相談時にお客様の不安を丁寧に払拭する**

　初回の相談にいらっしゃるお客様の多くは、病気や症状の不安を抱えているだけではありません。漢方薬を服用することへの不安や金額面の不安、さらには「この漢方専門店（専門家）が自分に合っているか？」など様々な不安を抱えておられます。

　そのため漢方専門家には、症状の見立てや漢方薬に関して説明するだけではなく、あらゆる**不安を一つずつ丁寧に聴き取って、適切な答えを返していく**ことが求められます。その結果、お客様に「安心」と「希望」を感じていただければ、2回目以降のリピートにつながりやすくなります。

・**相談終了後に次回予約を確認する**

　漢方のスギヤマ薬局は完全予約制にしたことにともない、**毎回の相談終了後に次回の予約をうかがう**ようにしました（予約日の後日変更も可能）。仕事の都合などで予定が立てにくい方を除き、9割以上のお客様が次回の

来店予約をされていきます。

　これは店側の都合だけではなく、お客様に漢方薬を効果的に服用していただく上でもメリットがあります。次の相談日までに漢方薬を服用し終えるために、自ずと**服薬コンプライアンス（専門家が指示した用法、用量などを守って服薬すること）**が高まるからです。

　購入した漢方薬を飲み終えてから、お客様自身で次回予約を取ってもらうというシステムも多いですが、次の相談日が決まっていないと、漫然とした服用状況になってしまう方が少なくありません。そして、次回の相談日までの期間が次第に長くなっていき、最終的には来店がなくなります。

　また、次回相談時に前回の漢方薬が多く余っているようであれば、服用方法に問題がないかお客様と一緒に対策を検討できます。その点でも、あらかじめ次回の来店日を決めておくことは有効といえます。

● おすすめはLINE公式アカウント

　これら2つに加えて、SNSの活用によりさらにリピート率を上げられます。

　SNSの活用については4章で詳しく述べますが、私が最も利便性が高いと考えるツールは「**LINE公式アカウント**」（無料・有料プランあり）です。企業や個人事業主などが利用するアプリで、個人で利用する通常のLINEにはない、ビジネスに活用できるツールが用意されている点が最大の特徴です。

■LINE公式アカウントの主な機能

- 登録してくださったお客様へ一括でメッセージを送信（画像の送信も可能）
- 初回登録の際に、店舗の相談システムや漢方薬の価格について説明する「応答メッセージ」を自動で送信
- ショップカードを作って、来店のたびにポイントを加算

- リッチメニューを作成して、自分のSNS（XやInstagramなど）へのリンクを設定したり、メンバーシップ（加入メンバー限定で、クーポン配布、特別メニューの提供などが可能）を作成

使いこなせれば、顧客管理や店舗運営の大きな力になります。もちろん、すべての機能を使う必要はありません。

私の場合は、基本的に新規相談のお客様にLINE公式アカウントを登録していただいています。それにより、お客様が**服用中に不明点や不安を感じたらすぐに問い合わせ**ることができます。安心して漢方薬を使っていただくことが当店や私自身への信頼につながり、リピート率の向上に一役買っています。

また、一括メッセージはキャンペーンの告知などにも利用。漢方のスギヤマ薬局のLINE公式アカウントには現在3,000名ほどの顧客の登録がありますが、お得な情報などを1回のメッセージで漏れなく届けられます。**しばらく相談から遠ざかっていたお客様の掘り起こし**にもなり、これもリピート率の底上げに寄与する可能性が高いと感じます。

お客様が「お知らせは不要」「メッセージを受け取りたくない」と思えば気軽にブロックできるのも、LINEの便利なところでしょう。

ただ、しょっちゅう告知が届くと煩わしく感じるお客様もいるため、頻度には注意が必要。試行錯誤しながら、最適な発信頻度やお客様との距離感を見つけましょう。私自身は、だいたい月に10件ほどのペースで、他のSNSでは発信していない健康情報を配信するようにしています。

● 普及率の高さもメリット

既存顧客と常時つながれるメリットは他のツールにはないため、個人的にはLINE公式アカウントを活用しない手はないと思っています。ただ、

「常時つながっているということは、お客様から連絡があったら随時対応しなくてはいけないのか？」と質問されることもあります。

　LINE公式アカウントは返答可能な時間帯を設定できるので、休業日や自分が休みの日、応答が難しい時間帯などを登録し、そのタイミングで連絡があった場合にお客様に表示されるメッセージを作成できます。

　ちなみに、時間外であってもこちらは届いたメッセージを確認できるため、緊急性がある場合に対応することも可能。様々な機能を使って**お客様とつながりながら、自分の時間も管理できる**ツールといえるのではないでしょうか。

　同様の機能を有するアプリは他にもありますが、日本で**すでに多くの人が活用**しており、登録にあたってアプリをダウンロードしていただく手間がかからない点で、LINE公式アカウントには一日の長があると思います。

Point

- 相談終了時に次回の予約を確認すると、リピート率だけでなく、服薬コンプライアンスも上昇する

- 顧客のアフターケアや告知にはLINE公式アカウントの活用がおすすめ

症状が改善した後は漢方薬は不要？

● 健康になったらリピート率は下がる？

　時には、顧客リピート率が下がってしまうこともあります。例えば、単純に<u>提供したサービスに対する満足度が低かった</u>場合や、<u>漢方薬の服用によってお悩みの症状が改善した</u>場合などです。

　後者はとても喜ばしいことですが、その時点で漢方相談が終了して、次回以降の来店がなくなってしまうのもまた事実。そのため、「健康維持のために永続的に使っていただけるアイテム」を個々のお客様に合わせて用意する必要があります。

　漢方相談に来られるお客様の最初の目標は、不調やお悩みを改善して「健康になる」こと。だから、「健康になる」⇒「漢方薬の服用の卒業」となりやすいです。ただし、健康をそのままキープできる人ばかりではなく、また不規則な生活に陥って不調が再発することも少なくありません。そこで、<u>「健康になる」</u>⇒<u>「健康の維持」</u>という流れにする方法の一つとして漢方薬を提案するのです。

　漢方のスギヤマ薬局でも、漢方相談の中で「症状やお悩みのない状態を維持できてこその健康」であることを、お客様にしっかりと伝えるようにしています。そして、お客様の改善の状況を見ながら、提案する商品を「健康になるアイテム」から「健康を維持するアイテム」へと徐々に変えていきます。

　商品の内容が変わるため、場合によっては客単価が下がることもありますが、症状の改善とともに「卒業」される方は減り、顧客のリピート率が格段に上がりました。

■健康になったお客様が「卒業」しない仕組み

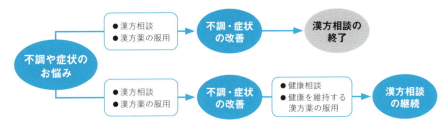

　私が戻った頃の漢方のスギヤマ薬局の**新規顧客のリピート率**（当店では、3回以上継続した場合を「リピート」と定義しています）は30〜40％程度で、「継続」がビジネスの肝となる漢方業界においては、正直、相当低い数値でした。しかし、健康を維持するアイテムの提案や、顧客に喜んでほしいという気持ちで続けたイベント（次節を参照）などにより、顧客リピート率は約1年で70％を超えるまでに伸びました（現在の初回顧客リピート率は90％超です）。

　客単価も同様に上がりました。当初、1万3,000〜1万4,000円だった漢方相談の客単価は、様々な施策を実施した2年間で1万8,000円まで向上し、現在は2万円を超えています。

> **Point**
> ● 漢方ビジネスは「継続」が肝となる
> ● 症状が改善して健康になった後は、その健康を維持してもらう方法としての漢方薬を提案

リピート率向上を目指して顧客向け講習会をスタート！

● 新規顧客を増やすためにやったこと

　完全予約制や相談料の導入、店舗ウェブサイトやタウン誌での漢方コラムの定期連載など、あらゆる取り組みの積み重ねで漢方のスギヤマ薬局の予約表は少しずつうまり始めました。といっても、まだまだ満足できる予約数ではなく、焦りは常につきまといます。

　それでも、多額の広告費を使えるわけでもないので、「この積み重ねがきっと結果を出すだろう」と信じるしかありません。毎日のように漢方薬や中医学、生活養生などのコラムを書いて店舗ウェブサイトにアップしたり、来店された方に「漢方薬を試してみたいという人がいたらご紹介ください」と声をかけたりするなど、とにかく動き続けました。

　せっかく増えてきたお客様に、漢方相談を継続していただくために何かできないかと、当時から現在まで模索・実践し続けていることをご紹介したいと思います。

　まず、顧客を増やすために必要なことは、次の3つであると考えます。

① **新規顧客を増やす**
② **リピート率を上げる**
③ **紹介等による「顧客の横の広がり」をつくる**

　①については、現時点でできることを地道に継続し、その成果を検証しながらやり方を変えてみるなどが基本となります。②や③については、さらに新たな施策を講じる必要があると思いました。

　そこで始めたのが、既存のお客様を集めた**「顧客向け講習会」の開催**で

す。何やら立派な催しに聞こえますが、具体的には店舗で取り扱っている漢方薬や健康食品のメーカーの方を講師に呼んで、商品の特徴や効果的な使い方などを講義形式でお伝えするもの。オーガニック化粧品メーカーの美容部員さんを迎えて、薬局内でマッサージ体験や美容相談会を行ったりもしました。

● 講習会でリピート率も新規顧客数も上昇

　いずれも小規模な会で、初回の参加は2名。とはいえ、当店のお得意様で、漢方薬のよさも実感されている方々なので、納得すればその場で商品を購入されることも多く、定期的な開催で一定の売上につながりました。

　また、イベントの内容もただ商品の説明をするのではなく、温灸器（疲労回復や血行促進などを目的に、もぐさを使った優しい温熱刺激を与える家庭用医療機器）を用いた自律神経の整え方のレクチャー、葉緑素の健康食品を肥料にして作った健康米の試食など、お客様の興味や関心を引くようなバラエティに富んだものに発展させました。

　回を重ねるごとに参加者も増え、（わずかではありますが）確実に売上が伸び、それと並行して**顧客リピート率も向上**していったのです。

　次第に漢方相談の予約枠がうまり始め、イベントを開催する時間的な余裕がなくなってきました。そもそもの目的が顧客の増加でしたから、イベント開催は2年ほどで役目を終えました。

　リピート率の向上は、「顧客からの紹介による来店」の件数増加にもつながりました。人には、**自分が「よい」と思ったものを他の人に話したくなる心理**があります。「健康になれる」「健康を維持できる」という当店のコンセプトや、商品やサービスの価値を感じた方は、自然と周りの友人に伝えてくださることが多いのです。

　ある意味、健康づくりは「一人一人に合ったオーダーメイド」です。こうした考え方を、普段の相談時にお話ししていたこともあり、「オーダーメ

■ 小規模の顧客向け講習会の目的

- 既存顧客に商品のよさを知ってもらい、実際に購入につなげることで売上を上げる
- 漢方相談の「卒業」をなくし、「健康になる」から「健康を維持する」意識を促し、リピート率を高める
- 「当店の顧客であること」に価値を感じてもらう
- 結果として客単価を上げる

■ 実施したイベントの例

メーカー社員による医薬品・サプリメント講座

- 商品（医薬品やサプリメント）をメーカー社員が参加者に詳しく解説
- 商品の売り込みではなく、その商品が効果を発揮する疾患や症状に関する勉強会
- 開催は月に1回程度で、各回約1時間
- 当店の顧客であることを条件に参加費無料
- スピーカーは知識があるだけでなく、話し上手であることを重視して選ぶ

美容部員によるお悩み別お手入れ会

- 店舗で取り扱う化粧品メーカーの美容部員が、主に商品を使用している顧客に対して個別にスキンケア方法を紹介
- 開催は月に1回程度で、一人あたり約30分。顧客の肌質や肌トラブルのお悩みに合わせて化粧品を選び、効果的な使い方を提案する
- 当該メーカー商品のユーザー限定で参加費無料

イドの健康づくり」という専門性も打ち出すことができ、紹介者の増加につながったと思います。

「顧客からの紹介」のメリットは、**初回から当店に対する「信頼」がある**という点です。このアドバンテージは非常に大きく、この時期から店舗経営の歯車がしっかりと噛み合って動きだすのを感じました。

Point

- 小規模の顧客向け講習会を定期的に開催して、漢方相談のリピート率が向上

- 講習会の参加者にはすでに漢方薬やサプリメント等への理解があるため、商品の購入にもつながりやすい

- リピートのお客様からの紹介で、新規顧客数も増加

「知識を届ける喜び」が次のステージにつながる

● 漢方・中医学に興味があっても学ぶ機会が少ない

　漢方相談の件数が徐々に増えていく中で、気がついたことがありました。お客様の中には、**漢方薬や中医学の理論に興味を持つ人が多く、実際に独学していたり、勉強法に悩む人が一定数いらっしゃる**ということです。

　医師が処方する医療用医薬品にも、ドラッグストア等で販売される一般用医薬品にも多種多様な漢方薬がありますが、その運用法や理論については、薬学部や医学部でも導入レベルのカリキュラムしか存在せず、学ぶ機会がほぼないのが実状です。

　それでも、医師が漢方薬を処方したら、薬剤師は患者にそれを説明し、管理しなくてはなりません。もちろん、製剤としての知識はありますが、医療関係者だからといって中医学や漢方医学に精通しているわけではありません。

　私は漢方薬局に生まれたため、幼い頃から中医学や漢方薬に触れる機会がありました。また、大学時代や社会人になってからも、父や父に紹介してもらった先生に師事して専門知識を学ぶことができました。しかし、調剤業務や漢方相談を行っていると、**漢方薬の特徴や効果が誤認されていたり、誤った処方がなされているケースを見かけることが思いのほか多い**のです。

　漢方薬も、使い方を誤れば患者様の安全に深刻な影響を及ぼします。処方する者も、安全管理をする者も、服用する者も確かな専門知識を持っているとはいえない現状には問題があると感じていました。

　そうした経験から、お客様から「漢方薬のことをもっと知れたら便利だ

し楽しそう」という声を聞くたびに、「正しい知識を伝えること」の重要性を感じ、「自分にできることをやりたい」と気持ちが固まっていきました。

講習会に参加したお客様が、健康知識を得て喜ぶ様子を見て、私も自分が持つ専門知識を伝えることに喜びを感じていました。そこで、漢方薬や中医学の基礎的な知識を広く伝えるために、新たに「漢方基礎講座」を定期開催することにしたのです。

● 現在も続く漢方基礎講座

一般の方から医療従事者まで幅広い人を対象に、疾患に応じて漢方薬を正しく選んだり、使用したりするための基礎理論を解説するもので、毎月1回、講義スペースを借りて実施。次第に「わかりやすく漢方薬や中医学の知識を教える場所」という評判が高まり、「杉山先生に漢方相談を頼みたい」という**新規顧客の掘り起こしにもつながり**ました。

当時、私は地元の市の薬剤師会の役員を務めていたのですが、「地域の人と医療従事者向けに適正な漢方や中医学の知識の発信する意義」を訴えることで、薬剤師会からバックアップしていただけたのも幸運でした。

漢方基礎講座には初回から多くの参加者に集まっていただき、数年で毎月100名近い方が参加するまでに成長。コロナ禍以降はオンライン講義に切り替わり、現在は全国の薬剤師会に所属する薬剤師を対象に毎月開催しています。

この漢方講座はもともと一般の方と薬剤師向けに開催していましたが、コロナ禍の影響で一般の方の参加が難しくなり、オンライン開催へ切り替えるタイミングで専門性を高めた薬剤師向けの講座に特化しました。

一般の方に向けた講義は、私が仲間たちと新たに立ち上げた「tamari中医学養生学院」（後述）のオンラインスクールで続けています。こちらも毎年300名を超える受講者が集まり、より大きな規模で中医学や漢方薬、薬

膳などの知識をお届けできるようになりました。

■漢方基礎講座の開催

顧客のニーズ
- 自分が使っている漢方薬についてもっと知りたい
- 中医学の考え方に興味がある
- 生活養生について学びたい

私のニーズ
- 漢方薬や中医学について知ってほしい
- 正しい知識を得て、漢方薬を効果的に、安全に使ってほしい
- 自分の知識や経験を伝えて役に、業界の立ちたい

漢方基礎講座
- 一般の方から医療関係者まで幅広く参加可能
- 参加費は1,000円程度（講座自体の儲けよりも受講者の東洋医学リテラシーの向上を優先した価格設定）
- 「冷やかし参加」を防ぐため、無料にはしない

対象や内容を分けて継続

薬剤師向け漢方講座
（専門性の高い内容）

tamari中医学養生学院
（一般向けの内容）

Point

- 漢方や中医学の専門知識を学びたい人は意外と多い

- 医療従事者であっても漢方医学や中医学の知識が十分とはいえない現状がある

- 「学びたい欲求」（顧客のニーズ）と「専門知識を伝えることで、漢方薬の安全な運用に寄与したい」（私のニーズ）が合致し、漢方基礎講座が誕生

Column

変化を受け止め、漢方専門家として生き残る

　ほんの十数年前までは、対面での漢方相談が圧倒的に主流でした。しかし、現在ではZoomやSkypeなどのビデオ会議（通話）アプリを用いた漢方相談も当然のように行われ、専門家と顔を合わせることなくLINEやメールだけで完結する漢方相談すら見られます。

　業界内には、「対面相談以外は漢方相談にあらず」という声も根強くあります。

　ただ、最近はスマートフォンやPCのカメラの性能も上がり、クリアな画質で相談者の顔色を見て、舌診も行えます。確かに脈診などは無理ですが、対面での相談とほぼ変わらないクオリティでの漢方相談が可能になっています。

　例えば、足が悪くて外出が難しい方や、遠方に住んでいるけれど「どうしてもこの専門家に相談したい」と希望する方もいらっしゃいます。離島などで近くに漢方専門店がない場合もあるでしょう。私自身は、そうしたニーズを無視できません。業界全体の発展を考える上でも、対応する必要があると思っています。

　一人でも多くのお客様のお悩みや症状の辛さを改善させることが、漢方専門家の仕事です。適切な漢方相談が行えて、お客様も喜んでくださるのであれば、その手段については柔軟に考えてよいのではないでしょうか。

　もちろん、初回のやり取りからLINEやメールなどのみで、相手の顔も見ずに漢方薬を提案するような相談方法には様々な問題があると思います。症状の見立てや漢方薬の選定の精度に影響しますし、どんな漢方専門家に相談しているのかわからない（専門知識や相談スキルのレベルが不明）状況で、お客様との信頼関係が築ける

のか疑問です。顔を合わせないことで相談のハードルが下がるお客様もいらっしゃるでしょうが、漢方薬や養生法による結果が伴っていかなければ継続は厳しいでしょう。

　私は、時代の変化とともに相談方法が変わっていい（むしろ変わるべき）と考えています。ただ、どんなツールを使っても、お悩みを抱える人に真摯な気持ちで傾聴することや、「大変でしたね。もう大丈夫ですよ」と寄り添う姿勢は変わってはいけないと思います。

　近い将来、AIで適正な漢方薬を選べるようになるかもしれません（すでにAIによる漢方相談サービスは存在しています）。それでも、人間同士のやり取りは、どんなに優秀なAIにも代替できない漢方相談の本質であり、きちんとお客様に向き合って漢方相談を行える心と技術を持った漢方専門家が、最終的に残っていくと考えています。

4章

漢方専門家に SNS活用は 必須ですか？

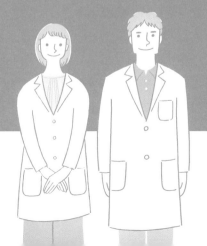

Twitterを中心に出始めた SNSの効果

●思い立ったら即行動

　2010年、私はSNSを始めたばかりで、Twitter（現X）のフォロワーも1,000人程度。SNSをどうビジネスに用いればよいのかわからず、迷走していました。そんな時、漢方・中医学業界のTwitterで圧倒的なフォロワー数を有していた櫻井大典君の存在を知り、すぐにDMを送って「会いに行ってもいいですか？」と打診。翌週には、彼のいる北海道北見市まで飛びました。櫻井君に直接会って話を聞き、突破口を開きたかったのです。

　この突撃をきっかけに彼とは親しい友人となり、現在も私が経営する漢方専門店「成城漢方たまり」のメンバーとして一緒に働くことができています。

　いきなりDMで「あなたに興味があります。会いたいです」と声をかけてきた、どこの馬の骨ともわからない私に会ってくれた櫻井君と、かけがえのない絆を得ることができました。「あの時、行動を起こして本当によかった」と今も感じています。

●SNS効果で月40件の新規相談

　櫻井君には、投稿の内容や頻度のポイント、SNS活用の目的など、疑問に感じていたことを教えてもらいました。刺激をもらった私は、毎日Twitterで心や体の健康について発信することを習慣とし、InstagramやFacebookも活用。当時はまだ積極的にSNSを使う漢方専門家は少なかったですが、情報に対する需要は確実にあり、4～5か月ほどでフォロワーは8,000人程度まで増え、1年後には1万人を超えました。

　フォロワーが3,000人を超えたくらいから、「Twitterを見て」という新

■フォロワー数増加による「漢方の仕事」への影響

フォロワー数	影響
1,000人超	予約数などへの影響は見られない
3,000人超	「Twitterを見て」という新規の漢方相談が増え始める
8,000人超	書籍の執筆依頼が来る。新規相談も増え続けている
1万人超	月20〜30件の新規の漢方相談をコンスタントに行うようになる
3万人超	雑誌等のメディアの取材が増える。新規相談の件数は、フォロワー数1万人超の時と変わらず
6万人超	相談予約はほぼ毎日満席となり、安定した客数で経営できるようになる

規顧客が明らかに増え始め、多ければ月に40件もの新規相談がありました。まさに、SNSバブルです。

ちなみに、2024年現在の私のXのフォロワーは6万人程度ですが、それに比例して新規顧客が月に100人も200人も来てくれる、という状況には残念ながらなっていません。**フォロワー数の増加と新規顧客の増加の相関関係は一定のところまで**のようです。

それでも、発信の継続は私という漢方専門家の認知や信頼の構築に間違いなくつながっており、「ずっとXを見ていて、勇気を出して相談に来ました」という方が毎月必ずいらっしゃいます。

嬉しかったのは、フォロワーが8,000人を超えたあたりで書籍の出版依頼が舞い込んだことでした。初の著書『現場で使える 薬剤師・登録販売者のための漢方相談便利帖』（翔泳社）の刊行後も、漢方薬の特徴や使い方、中医学の基礎理論を初学者向けに解説した参考書を複数冊刊行し、人気シリーズとなっています。

実は、これらの本をきっかけに私が経営する漢方専門店への入社を決めてくれた社員もいます。地道に続けたSNSなどを通じて自分の存在が認識され、必要としていただけたことで、私の人生は大きくプラスの方向へ

導かれたと思います。

　現在、SNSの活用は珍しいものではなくなり、当時のような成果をすぐ
に得られるわけではありませんが、依然として有効なツールであることは
確かです。本章では、私が実際に行ったSNS施策をもとに、漢方専門家や
漢方専門店にとって効果があると思われるものを紹介したいと思います。

Point

- フォロワー数が3,000人を超えた頃から、Twitter経由の
  新規顧客が増加

- SNSの活用は、漢方専門家としての自分の認知や信頼に
  つなげられる

顧客を増やすために意識すべきこととは

● 顧客予備軍の拡大には「無料」で人を呼ぶものが必要

　顧客を増やすことは、漢方専門店にとっても、個人で活動する漢方専門家にとっても重要。そのためにするべきこととして**「顧客予備軍の育成」**があります。顧客予備軍とは、まだお客様ではないものの、自分や自分が提供しているサービスについて知ってくれている人のことです。

　ビジネスやマーケティングで使われる「**ファネル**」という用語をご存じでしょうか。ファネルとは「漏斗」のことで、ビジネスにおいて顧客が商品やサービスを認知してから購入に達するまでのプロセスを示す思考の枠組みとして使われます。

　具体的には、「認知」「興味・関心」「比較・検討」「購入」といった段階に分かれており、フェーズが進むごとに漏斗のように先が細く、数が絞られていくのが一般的です。

■ ビジネスにおけるファネル

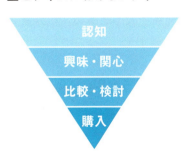
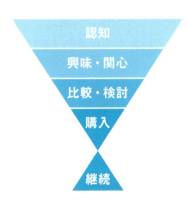

ビジネスとして成功するには、このファネルがなるべく先細りしない、あるいは一旦絞られても再び太くなっていくように施策を打っていくことだと思います。漏斗のような逆ピラミッド型ではなく、砂時計や円柱のような形。つまり、**認知してくださった方が、途中で減らずに購入にまで至るのが理想的**ということです。

　顧客予備軍は、このファネルにおける「認知層」にあたり、その人数が多いほど、最終的に「購入層」まで至る人数も多くなる可能性が高まります。

　自分が「どこの誰なのか」を知られていない状態で、いきなり有料のサービスを受けてもらうのは難しいです。何者かわからない相手からサービスやビジネスを売り込まれても、ブロックして終わり。

　でも実際には、これをいきなり実行する人もかなりいます。例えば、SNSなどに商品名や値段のみを載せて「おすすめ！」と発信するような投稿です。

●「無料」と「有料」は意図を持って決める

　私は現在、X、Instagram、Threads、note、Voicy、YouTubeなど、多くのプラットフォームを活用して情報発信を行っています。また、定期的にXのスペースやインスタライブで、中医学や漢方についての「質問LIVE」なども開催しています。

　SNSでの発信は、**漢方・中医学分野への興味・関心を高め、私自身を知っていただくための「広告」**の意味合いが強いので、基本的にすべて無料です。

　ただし、提供するのはあくまでも基礎的な知識で、漢方薬名や確定的な情報を与えることはありません。漢方相談レベルの情報を求める場合は、相談予約を取っていただくように配信中に必ずお伝えします。自身の知識や時間の提供であることは同じでも、**無料と有料で情報のレベルを分ける**というのがポイントです。

　無料での情報発信は、あくまでも認知を広げて顧客予備軍（認知層）を

増やし、購入（有料）層にまで至っていただくためのもの。成功している業界の専門家たちは、この無料と有料の情報の価値を認識し、しっかりと差別化できていると思います。

■無料での情報発信と有料での情報発信の目安

無料	万人向けのライトな内容（例：日常生活で役立つ健康情報）
有料	専門的かつ深い内容（例：特定の症状や疾患、漢方薬に関する詳細解説／個別のお悩みや相談へのアドバイス／症例研究）

●SNSを使わないのは非効率

　認知を広げる手段にはいろいろありますが、現代においてSNSの活用は必須の施策といえるでしょう。一番のメリットは**無料で使えるツールが多い**こと。特に副業を始めたばかり、独立したばかり、店舗を立ち上げたばかり……という状況では、費用をかけずに情報発信できる利点は大きいです。

　XやInstagramなど、多くのツールでライブ配信をすることができ、その操作も簡単。まだSNSを活用していない場合は、チャレンジすることをおすすめします。

　SNSは苦手で使えないから、漢方や中医学に関心を持ってもらえるような**現地セミナーの開催**などを試みるという人もいます。ただし、「そのセミナーの存在をどう知ってもらうか？　どう集客するか？」という問題があり、告知に手間と経費がかかるため、「無料で開催できるのか？」という懸念もあります。

　マンツーマンの無料相談などを行う人もいます。これも、対象が1名（1組）となるため、貴重な時間や知識を使うだけの効果が得られるか疑問が残ります。もちろん、その1名（1組）が高い確率で購入層となるかもしれません。

ただ、私自身の経験では、SNSで不特定多数に情報を送り、認知を広げ、その中から自分の提供する漢方相談に「相談料を払ってもよい」と思う人を増やしていくほうが、時間効率も含めてよい結果につながっているといえます。

　SNSがなかった時代は、私もせいぜい店舗のウェブサイトを作って健康情報やブログなどを掲載するくらいでした。認知の広げ方に苦労し、無料相談を行った時期もありました。しかし、今は**SNSを使わないのは非効率的**に感じますし、新規顧客の獲得も極めて難しいと考えています。

　もし、マンツーマン相談をするのであれば、最初から有料にしてハードルを上げておき、そのハードルを越えてもよいと考える人を増やす施策を検討したほうがよいでしょう。その場合も、SNSなどで不特定多数に「有料相談を行う」旨を発信し、その情報に関心を持った人たちを顧客予備軍として育てていくモデルをおすすめしたいです。

　コストをかけずに人を集めるという点では、SNSの活用は欠かせません。

Point

● 価値や目的をふまえて、無料で提供するものと、有料で提供するもののレベル分けを明確にする

● コストをかけずに宣伝でき、認知を広げられるSNSの活用は必須

自分やお店のファンになってもらう

4章 漢方専門家にSNS活用は必須ですか？

● **顧客づくりは「ファン」づくり？**

　狭い業界とはいえ、すでに多くの漢方専門店が存在し、多くの漢方専門家が活動しています。その中に参入し、プロとしてやっていくためには、**お客様から「この人に相談したい」と選ばれる**ようになることが必要です。

　お客様が漢方専門店や漢方専門家に「相談してみようかな」と思った時、様々な条件から相談先を絞り込みます。「家や職場から近くて通いやすい」「オンライン相談に対応している」「口コミなどの評価が高い」「自分が相談したい内容を得意分野としている」「SNS投稿を見ていて親しみを感じる」「すでに家族や知人が利用していて安心感がある」……などなど。

　そして、漢方相談を継続したり、有料コンテンツを購読・視聴してくれる「リピーター」となるお客様は、その**漢方専門店や漢方専門家の「ファン」になってくださった人**といえるかもしれません。体調が悪い時や、症状に悩んだ時に「この専門店（この人）に相談したい」と思ってくれる。そんなファンを持つことは、個人で活動する場合でも、会社や団体に勤める場合でも大事です。

● **知識やスキルを備えた上で、お客様の「推し」になれるか**

　「ファンなんて、どうやってつくればいいのか？」と思うかもしれません。例えば「過去に提案された漢方薬を服用して体調が好転した」「毎回、しっかり悩みを聞いてもらえて信頼できる」「共通の趣味があり、いつも雑談で盛り上がるから話しやすい」など、お客様から選ばれる理由はいろいろとあります。もちろん、**一定の専門知識や相談スキルがあることが前提**です。

　ちょっと変な言い方かもしれませんが、漢方相談には「推し活」のよう

105

な要素もあると思います。最適と思われる漢方薬を購入していただけるのも、養生法を素直に実践していただけるのも、お客様が「『推し』の言うことだから」と受け入れてくださっている点も多分にあると思うのです。

　もちろん、そこまで信頼されるためには多くの努力が必要です。日々の相談業務に誠実に取り組むとともに、SNSを活用して多くのお客様予備軍となる人との接点を増やし、漢方専門店や漢方専門家としての姿勢や考え方なども知っていただく。私も業務のかたわら、SNS投稿、音声放送、ライブ配信、オンラインサロンなどでほぼ毎日発信を続けています。この10年で、おそらく1日も発信を休んでいないと思います。
　病気や不調に悩む人を一人でも多く自分の力で救いたい。そう思うのであれば、自分がその方々の「推し」になれるように認知を広め、信頼を得ていくことが大事です。

> **Point**
> - 多くの漢方専門店や漢方専門家の中から選ばれるために、「この人に相談したい」と思ってくれるファンをつくる
> - 知識やスキル、相談業務への取り組み方に加えて、SNSで自身や店舗について知ってもらう努力も求められる

双方向のやりとりで顧客のニーズをつかむ

●Xのポストを紙のダイレクトメールに活用

　情報発信するだけでなく、**フォロワーからの反応を見る**ことができるのもSNS活用のメリットです。漢方のスギヤマ薬局で長年行っている、SNS発信と店舗サービスの連動について紹介したいと思います。

　私が薬局に戻った頃から、「かんぽうのもと」という情報誌を顧客にダイレクトメールでお送りしています。16年以上続いており、間もなく200号を数えるのですが、**完全に顧客向けの媒体**であるため、「この漢方アイテムが人気です。よかったらお試しください」などと率直に売り込むことができます。

　一般的に、SNSで情報を届ける相手には、既存の顧客とともに多くの顧客予備軍も含まれます。店舗からのダイレクトメールと同じような売り込みの発信を繰り返すと、どんなに役立つ情報であっても「なんだ、セールスのアカウントか」と認識されて、あっという間にフォロワーが離れていきます。

　フォロワー数が増えてくると告知やセールスに使いたくなりますが、注意が必要です。私もセミナーの集客などにSNSを用いることがありますが、発信内容の表現や回数は控えめにしています。

　Xでポスト（発信）していると、フォロワーの反応に差があることに気づくと思います。漢方のスギヤマ薬局のXも同様で、ある時期から、**反応がよかったポストを1か月分ほどピックアップしておき、その内容を膨らませてダイレクトメールの記事を作成**するようにしました。読者（顧客）にとって「関心の高いダイレクトメール」が自ずと完成するからです。

■ **フォロワーの反応がよかった発信内容の例**

杉山卓也　メンタル専門漢…
@takuyasennsei

お茶活のススメ

朝一番に飲むのは「煎茶」
こってり食事には「烏龍茶」
痩せたい時には「プーアル茶」
リラックスには「紅茶」
睡眠前には「カモミールティー」
腸内環境を整えるには「ルイボスティー」
むくみ予防には「麦茶」
イライラには「ジャスミンティー」

ちょっぴり便利なお茶知識

〈反応がよかった理由〉

- 紹介しているのは、ほとんどの人が知っていて、入手しやすいお茶ばかり
- 効能とお茶の名前だけを簡潔に記載したわかりやすさ
- 「飲んでみよう」「他の人にも教えたい」という気持ちを誘発
- 写真も載せるとより効果的

　実際に、この方法を採用するようになってからは、「ダイレクトメールを見て」と来店されるお客様が増え、商品の売上も上がりました。

　また、自分が想像もしていないようなところからオファーをいただけることも、SNSの恩恵の一つといえるでしょう。例えば、ある投稿のインプレッションが大きく伸びたのをきっかけに、健康系企業のSNS担当者の目に留まって、雑誌の取材やインタビュー記事の依頼などをいただくことが何度もありました。**個人や法人、店舗の規模にかかわらずこうしたチャンスがある**のは、SNS時代の大きな特徴といえます。

Point

- 顧客のみが見る媒体と、顧客予備軍も見る媒体とで発信内容を変える
- SNSで反響があった内容は、紙のダイレクトメールにも活用する

自分に合ったSNSツールを選ぶ①──文章系

● SNSの種類を大まかに把握

　私自身は漢方相談を生業とする上で、SNSの活用は避けて通れないと考えていますが、「SNSが苦手で、活用したいけれど不安を感じる」という相談を受けることは多いです。

　不安を感じたり、ハードルが高いと思うのは、SNSに関する知識が少ないという理由もあるでしょう。相手を知れば不安は小さくなります。あとは、**「SNSは若者が使うもの」とか「自分にはできない」といった思い込みを捨てる**だけです。

　まず、よく聞くお悩みが「どのSNSツールを使えばよいのかわからない」というものです。

　X、Threads、Instagram、Facebook、TikTok、YouTube、stand.fm、Voicy……日本国内で運用されているSNSはメジャーなものだけでも多数あります。どれから始めればよいのか、自分にはどのツールが合っているのかわからなければ、先に進めませんよね。

　代表的なSNSの特徴を把握することから始めましょう。私自身は、SNSツールを**「文章系」「写真・動画系」「音声系」**の3つに分けて考えています。文章系に分類されるXやFacebookにも動画投稿の機能が実装されていますし、写真や動画が中心のInstagramでも文章によるアピールは必要ですが、まずは大まかにとらえておけばよいでしょう。

■SNSツールの分類

文章系	X、Threads、Facebook、noteなど
写真・動画系	Instagram、YouTube、TikTokなど
音声系	stand.fm、Voicyなど

● **長文投稿が可能でも、短文にしたほうが拡散効果は高い**

文章系のSNSは、自分の考えやアピールしたい点を文章で伝えられるツールです。現代人は動画コンテンツに慣れており、長い文章を敬遠する傾向があるといわれますが、やはり感情や記憶に残る文章は **X** や **Threads** で多く **リポスト、再投稿されて、広範囲への拡散を生む**、優れたツールだと思います。

また、近年、若年層があまり使わなくなったといわれる **Facebook** ですが、長い文章や写真を投稿でき、特にビジネスマンでは活用する人が多いです。**40代以上の経済的に余裕のある層にも愛用者が多い**ため、ビジネスに活用する場合は、決して「オワコン」化したツールではないでしょう。

Facebookには多彩なグループがあり、参加して様々な情報を得ることもできます（Facebook上の友達でなくても招待可能なグループもあります）。私は地元の情報を共有するFacebookグループに加入していますが、非常にローカルで有益な情報を受け取れるので気に入っています。趣味でつながることにも使えるので、近年、改めて見直されているSNSの一つだと思います。

いずれのツールでも求められるのが、「人に伝わる文章」です。簡単にいえば、次の5点を意識することが大切だと思います。

・ わかりやすい

・ 長すぎない

- 要点が明確
- 興味を引く
- 共感を生む

　Xの前身であるTwitterには、かつて一つの投稿文が全角で140文字以内という制限がありましたが、現在はスレッド機能や有料プランであれば長文の投稿が可能です。それでも、私はXでは**ほぼ140文字に収まる内容で発信**を続けています。それは「140文字以内で伝わるように工夫する」ことが望ましいと考えているからです。

　実際に、長文投稿と140文字以内の投稿を比較する試みを何度も行いましたが、長文は最後まで読まれることは少ない傾向にあり、140文字以内という**「ちょうどいい分量」に収めたほうが、リポストによる拡散を起こしやすい**結果となりました。

「いくらでも書ける」と思うと、文章はまとまりがなくなります。要点を簡潔にまとめ、結論を最初の一文で伝える。見てくれた人の共感を生む文章を140文字以内で作成することを意識すべきと考えます。

　また、Threadsはもともと500文字程度まで投稿が可能ですが、同じ理由から、こちらも長くても200文字以内に収めるように心がけています。

● 顔の見える相手に情報をしっかりと届ける

　Facebookについては、もともと長い文章を投稿する人が多く、読む側もそれに慣れているため、長文に対する抵抗感がなく、友人・知人の投稿も企業などの投稿も楽しまれていると感じます。Facebookには「バズる」ような機能はありませんが、自分の投稿を読む人の顔が見える安心感があるため、**店舗の情報をしっかりと届けたい時に有効**なツールだといえるでしょう。

　また、近年のFacebookユーザーは中高年層が中心といわれ、これは**漢方業界のメインターゲット層とも重なり**ます。店舗のアカウントを作成し

て、個人のお客様とつながり、情報を送ることも可能です。フォロワー数を伸ばすことは難しくても、お互いの顔が見えているぶん、他のSNSよりも情報がリーチする確率は格段に高いでしょう。

　もう一つ、私が長年活用している**note**も、長文系ツールとしておすすめしたいプラットフォームです。

　noteは文章や画像の他に音声や動画も投稿でき、記事を無料公開するだけでなく、**自分で価格を設定して記事を有料販売**することも可能。幅広い発信を行えるため、多くのクリエーターに使われています。

　私のnoteの記事は漢方や中医学に関するものが中心ですが、日々の臨床でお客様に話すようなお役立ち養生情報（メンタルを健全に保つ方法、ストレス対策など）や、薬業系の独立・開業メソッド、お金の知識など非常に幅広い内容となっています。

　これまで500以上の記事を書いてきましたが、そのうちのいくつかを**毎日Xなどで紹介して、過去の記事も読んでいただけるようにしています**。noteを読んで漢方相談を予約してくださる方も少なくありません。

　ちなみに、私は有料記事の場合は4,000文字程度を目安に書いています。これより多くても少なくても問題ないのですが、購読してくださる方の満足度を考えると、これくらいが適正かなと個人的には考えています。

　また、ひと記事あたり200～1,000円程度の有料記事にしています（20%ほどの手数料が引かれます）。「自分の記事が売れるわけがない」と有料記事の投稿に抵抗を感じる人も多いですが、**漢方・中医学の専門家として書くのであれば、その専門知識はすべて有料の価値がある**と思います。ぜひ自信を持って有料記事を作成してみてください。

　無料の記事の投稿でも「いいね」、「スキ」や「サポート機能」で読者の反応を感じることができますが、記事を買ってくれる人が一人でも現れると継続のモチベーションが段違いに上がります。そして、有料記事を書き

溜めていくことで、そのアカウントの信頼性も増すでしょう。諦めずに書き続けることが成功の秘訣です。

　特にノルマがあるわけでもないので、無料記事をいくつか投稿して慣れてきたら、無料記事には載せないようなレベルの専門知識を提供する有料記事にチャレンジしてみてもよいかもしれません。

　note も他の SNS と同様に、読者のニーズ分析が大切です。例えば、無料記事で「どんな内容であれば有料でも読んでみたいか？」とフォロワーにアンケートを取ってみてもよいでしょう。様々な使い方ができるので、顧客づくりや顧客のニーズ把握に役立ててみてください。

　また、note にはメンバーシップの機能もあり、オンラインサロンのような会員制のクローズドなコミュニティを作成することも可能です。長期的な視点で活用していくには、とてもよい SNS だと思います。

> ### Point
>
> ● たとえ長文を書ける機能があっても X や Threads は短文にまとめたほうが効果的
>
> ● 明確なターゲットへ濃い情報を届ける場合は、Facebook や note などの長文系ツールを使う

自分に合ったSNSツールを選ぶ② ── 写真・動画系

● 「どんなアカウントか?」が一目でわかる

　写真・動画系のSNSについては、個人的に2つのポイントがあると考えています。見た人に強い印象を与える「インパクト」と、アカウントのメッセージやスタイルの「統一性」です。

　代表的な写真系SNSである**Instagram**は、「インスタ映え」という言葉も生み出したように、美しい写真や目を引く画像などが多く投稿されるツールですが、現在では「リール」など動画コンテンツも多く見られています。

■ 筆者のInstagramのトップ画面

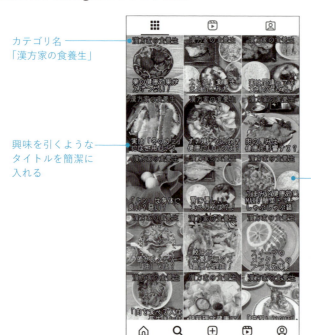

カテゴリ名
「漢方家の食養生」

興味を引くような
タイトルを簡潔に
入れる

写真の撮り方や
トリミングの仕
方で統一感を持
たせる

写真も動画も、最初に目に入った時のインパクトが重要ですが、Instagram はなんといってもトップ画面に並ぶ**サムネイルに、ある種の「秩序」を感じられることが大切**だと思います。写真の色や雰囲気、写っているアイテムやテーマの統一感です。

写真がただ雑然と収められているアカウントでは、何を発信したいのかが伝わりません。例えば、私のInstagramは「食養生」と「中医学質問ライブ」に特化したアカウントにしています。トップ画面には「漢方家の食養生」というタイトルとともに料理の写真が並んでいます。

個々の投稿を見ていただくと、私が調理した簡単でヘルシーな料理とそのレシピ、使っている食材の栄養素や効果的な食べ方などが文章で解説されています。外食した時の料理も、その効能や後悔しない食べ方などとあわせて紹介しています。

料理の写真が整然と並んでいるため、初めて訪れた人にも「食について語っているアカウントだな」とすぐにわかってもらえます。

●インスタライブが新規相談の導入に

また、個人的にInstagramの優位性は「**インスタライブ**」にあると思っています。他のツールのライブ機能よりも臨場感があり、参加者との距離を近く感じるからです。

私は毎週「中医学質問大会」というインスタライブを行っていますが、参加者からの健康や漢方、生活養生などに関する質問が途切れることなく、それらにきちんと回答していくことで、**ライブ後はほぼ確実に新規の相談予約が入る**ほど成果があります。他のライブツールよりも効果が高いので、私自身は広報の主戦場はインスタライブと考えています。

他にも、動画投稿機能のリールや、24時間で消えていく短い発信の「ストーリーズ」など多彩な機能が備わっています。ストーリーズはプライベートな投稿をする人も多いですが、私は**Xで反応がよかった投稿内容を読みやすく縮めて掲載し、相談予約用のLINEのリンクを貼って誘導**を

行っています。毎日コツコツ続けるうちに、ストーリーズからの登録が思いのほか増えていったため、今ではほぼ毎日ストーリーズ投稿をするようになりました。

● 動画の編集作業が得意なら YouTube も有効

同じく動画系の **YouTube** にも、長時間の動画から「YouTube ショート」と呼ばれる短い動画を配信する機能まで実装されています。こちらも、**漢方や中医学に関する教育系のコンテンツとの相性がよい**です。ただ、制作時間が長くかかってしまうところは、YouTube動画の欠点といえるかもしれません。

YouTube の動画はテロップや効果音など非常に作り込まれたものが多く、日々の漢方相談や様々な業務に追われる中で同等のクオリティのものを作ろうとすると、かなりの時間が取られてしまいます。動画編集を外注する方法もありますが、費用対効果を考えると私自身はあまり有効とは思えません。

動画編集の作業に時間をかけるのであれば、**YouTube でもライブを中心に行って、そのアーカイブを残していく**というスタンスがよいと思います。ユーチューバーの中にも、こうした一問一答系の配信を主に行っている方は多いです。

ちなみに、私自身はYouTube ライブよりもインスタライブのほうが反応がよいと感じています。インスタライブはYouTube ライブよりも「通りすがり」で参加してくださる方が多い印象です。リコメンド機能などが働いていることもあるでしょうが、アカウントをフォローしていない人でも気軽に覗いてもらえて、さらに足を止めてくれたらフォローにつながるケースが多いと感じます。

とはいえ、YouTube は他のSNS と比べて視聴している層が広いといわれます。**動画編集のスキルがあったり、作業時間を確保できる人にはとて**

も**有効なメディア**であるといえます。

● ユーザー層が若いSNSと漢方・中医学の相性は今ひとつ？

　もう一つ、**TikTok**も若年層を中心にユーザーの多いSNSですが、基本的に短い動画を投稿するツールであるため、**漢方や中医学の顧客づくりとしての運用はなかなか難しい**と考えています。

　最近は様々なジャンルの専門知識を発信するものも見られ、成功している方もいますが、基本的にたくさんの動画を次々と見ていくスタイルなので、じっくり学ぶ目的で使われるツールではないと思います。私も、「中医学をライトに配信できれば」と考えてチャレンジしてみましたが、インパクトの弱い投稿だとそもそも見てもらえないので早々に撤退。私の配信スタイルとは合いませんでした。

　例えば、中医学や漢方薬への興味を掻き立てるようなインパクトのある文言を打ち出すショート動画を作り、「もっと詳しく知りたい方はこちらへ」とメインプラットフォームへ誘導するという使い方はあるかもしれません。ただ、漢方業界のターゲット層との相性には疑問が残ります。TikTokのユーザーは若年層が多く、まだ健康意識がそれほど高くない、慢性病などに悩む人の割合が少ない、自由に使える金額が高くないといった点から、漢方相談にはつながりにくいと感じています。

Point

- ● インスタライブは漢方相談への導入効果が高い

- ● YouTubeと漢方・中医学コンテンツの相性はよいが、動画編集スキルや作業時間の確保が課題

- ● SNSのユーザー層が漢方・中医学の顧客と近いかどうかも重要

自分に合ったSNSツールを選ぶ③──音声系

●音声系SNSは漢方・中医学との親和性が高い

　音声系SNSは、ラジオのように自分の声を届けられるSNSです。代表的なものが **Voicy（ボイシー）** でしょう。有名芸能人から様々なジャンルの専門家まで、多彩なパーソナリティが在籍して放送を行っています。

　Voicy登録は審査制で、パーソナリティになるには審査に合格する必要があります。そのため、他の音声系SNSと比べてハードルはやや高いといえますが、私自身は「狭き門」であるがゆえにリスナーにとっても特別感があるのではないかと考え、Voicyを選びました。

　ただ、現在はVoicyのパーソナリティが激増し、なかなかフォロワー数を増やしにくくなっています。そのため、審査がなく誰でも気軽に始められるプラットフォームを利用しても、そこまで優位性が変わらないと思われます。例えば、**stand.fm（スタンドエフエム）** なども使いやすいでしょう。**重要なのは話の内容** なので、基本的にはどの音声系SNSを使っても大きな差はないといえます。

　音声系SNSは、漢方・中医学業界との親和性が非常に高い と感じています。私はVoicyのパーソナリティを5年以上続けていますが、放送開始からずっとVoicy経由での漢方相談の新規顧客獲得数は多いです。

　その理由として、「ながら聴きができる」という音声系SNSの利点があるのではないかと考えています。文章系や写真・動画系のSNSでは、コンテンツを読んだり、見たりする必要があり、これはコンテンツに時間を奪われることでもあります。

　しかし、音声系SNSの場合、通勤時間や、家事や運動をしながら聴ける

ので、ユーザーの時間を完全に独占することがありません。**「この時間に聴く」という習慣さえできれば、継続して聴いてもらえる**可能性が高く、情報や自分の考えなどを届けやすいメディアといえます。

●情報とともに思いや人間性も伝えやすい

私はVoicyで「タクヤ先生のメンタルupチャンネル」という番組をほぼ毎日配信し、「メンタルのお悩みを抱える人が元気になる」をコンセプトにリスナーの方に有益と思われる情報を提供しています。放送時間は15〜20分程度で、リスナーさんにとっても「ちょうどよい長さ」ではないかと感じています。

日々の生活習慣を整えるコツや、落ち込んだ気持ちを上向かせるポイントなどをお伝えする中で、漢方薬を服用するメリットなども盛り込み、私の専門分野や人間性なども知っていただければと考えています。

「声」は相手に自分の思いを伝える上で非常に効果的で、大切な要素。その点でも音声系SNSはおすすめです。

> ## Point
>
> - 情報とともに発信者の人柄も伝わりやすい音声系SNSは、漢方・中医学との相性がよい
>
> - 「この時間に聴く」という習慣ができると、継続して聴いてもらえる

SNSで何を発信すればよいのかわからない時は？

● **SNSは自分のファンを増やすツール**

「使うSNSは決めたが、何を発信したらよいのかわからない」——これもよく聞くお悩みです。残念ながら、「こんな発信すれば大丈夫！」という確定的なものはありませんが、多くの人が陥る「発信の失敗」には注意しておきましょう。

そもそも、「自分のビジネスにプラスになるSNS発信」とはどのようなものでしょうか？　多くの場合が「新規顧客になりうる人を増やすこと」、すなわちあなたの**商品やサービスを利用してくれる**「**ファン**」**の獲得**がSNS発信の目標となるはずです。

ファンになる人には、あなたの発信に魅力を感じて、あなたが提供する商品を手に取ってみたい、サービスを受けてみたいと思ってもらう必要があります。

一方で、多くの専門家が陥りがちなのが、マニアックな専門知識を難解なまま発信してしまうことです。専門家にとっては当たり前の知識でも、一般の人にとっては馴染みのない難しい知識であることがほとんど。そのため、多くの人にとって**わかりやすく、役立つ情報でないと**「**ファン**」**未満の人には届きません**。

「SNSのフォロワー数が増えない」との相談を受けて、その人のアカウントを見に行くと、難しい内容の発信ばかりをしている……ということが少なくありません。専門家同士であれば興味深くて有益な情報でも、「ファン」未満の人たちには「役立つ情報」と認識されていないのです。

● フォロワー数が伸び悩んだら発信内容を見直す

　私自身もSNS発信においては、何よりも「わかりやすさ」を心がけています。難しい中医学用語などは極力控え、どうしても使う必要がある時はわかりやすい解説を付けたり、イメージしやすいものに例えて表現するなどの工夫をしています。

　もし、フォロワー数の伸び悩みを感じている人は、「発信内容が一般の人にとって難しすぎないか？」を確認してみてください。そして、専門用語を使わない発信を意識してみるのはいかがでしょうか。

■よいポストとダメなポストの例

杉山卓也　メンタル専門漢…
@takuyasennsei

葛根湯は体を温めて汗をかかせて、冷えを追い出す漢方薬。
だから、汗が出ていなくて悪寒のある時に使ってね。
体のエネルギーを使うので、体力のない時は使用注意です。

漢方薬名以外は専門用語を使わず、誰にでもわかる言葉や表現で記載

杉山卓也　メンタル専門漢…
@takuyasennsei

葛根湯は風寒表証に用いる解表剤です。
無汗かつ悪寒が指標で、邪が裏に侵入した場合は使用を控えます。

専門用語が多く、一般の人には伝わりにくい

　とはいえ、SNSはトライ＆エラーの繰り返しです。自分が「これはバズりそう！」と思って発信してもまったく反響がないものもあれば、「なぜ、これが？」というものがとんでもない反響を巻き起こすこともあります。

　私自身もいまだに試行錯誤の日々ですが、経験上、いくつか反響を得やすい発信の特徴があると感じています。

・共感を得やすい発信
　SNSは「共感のツール」といえます。誰かからの「わかる！」という

共感を得たくてSNSをやっている人は非常に多いでしょう。また、内容に共感した発信には「いいね」を押したり、フォローしたりとポジティブな反応を示すものです。つまり、ファンを増やすには、ただ有益な情報を発信するだけではなく、その中に**「それ、わかるなあ」と思わせる言葉**を盛り込むことも大切になります。

例えば、「○○するとダイエット効果がある」という情報だけではなく、「ダイエットを頑張っていても、それがストレスになって過食して、以前よりも太ってしまうこともありますよね」といったコメントを加えたほうが、共感を得てより多くの人の目に触れる機会を得やすくなります。

- **「誰かに話したい」と思える情報**

昔、生きる上で必須ではないものの、つい誰かに教えたくなる雑学・知識を紹介する、「トリビアの泉」というテレビ番組がありました。「へぇ！そうなんだ」と人の好奇心をくすぐる情報は、**「誰かに伝えたいという欲求**につながりやすく、SNS上でも拡散されやすくなります。

漢方専門家としてSNSで情報発信する際も、人の知的好奇心をくすぐるものを意識するとよいでしょう。

例えば、「睡眠をとらないと体に悪い」とだけ発信するのではなく、「睡眠をとりすぎても体に悪い」という情報を加えたほうが「そうなの?!」と興味を引きやすくなり、睡眠の重要性も伝わりやすくなります。

また、日本人は数字が好きな傾向があるので、**具体的な数値を入れる**のも効果的です。例えば、「寝不足だと集中力が低下する」ではなく、「1日5時間以下の睡眠を続けることは、チューハイを数杯飲んだ時と同じくらい脳の働きを低下させる」と書いたほうが「へぇ！」となりますよね。

こうした「誰かに伝えたくなるような情報」を意識することで、同じ発信内容でも反応は間違いなくよくなります。

- **すぐに実践できる情報**

漢方専門家としては、「○○するといいですよ」「○○が効果的」などと、おすすめの健康情報を投稿することも多いでしょう。その際、「多くの人にとって**気軽に実践してみようと思える情報か?**」という視点が重要になります。

例えば、「フィットネスジムの器具を使ってこんなトレーニングをすると最も効果的です!」という発信だと、ジムに通っていない人にはあまり響きません。「そうなんだ。でも、わざわざジムに通うのは面倒だな」と、実践するハードルの高い、あまり役に立たない情報と思われてしまうでしょう。

一方で、「自宅で、身ひとつで、2分でできるエクササイズ」という発信であれば、「それなら、今すぐできそう!」と反応がよくなります。食養生について発信する時も、入手しにくい生薬を使うメニューではなく、スーパーで買える食材を使ったレシピのほうが反響があるはずです。

「手軽に、すぐに実践できる情報」を心がけることはとても大切です。

- **楽に効果が得られる情報**

人間は基本的に「楽をして、いい思いをしたい」と思う生き物です。だから、「健康によいとされること」の発信を見ても、「ハードルが高い」と感じたら「それができれば苦労しない」と諦めてしまいます。

漢方専門家が情報発信する際も、**「誰でも簡単にできる」というポイントを心がける**ことが大切です。見た人が「これくらいなら、自分にもできるかも」と感じられれば、あなたをフォローしてくれる確率も上がります。

漢方や中医学を学んだあなたには当たり前のことでも、「難しい」「大変」と感じる人はたくさんいます。生活養生のためにやったほうがよいことであったとしても、いきなりストイックな発信をするのは避けたほうがよいでしょう。

- **寄り添う発信**

　漢方相談では、お客様が感じている症状の辛さに寄り添うように聴き取りを行いますが、SNS上にも似た悩みを抱えている人が大勢いると考えられます。そのため、**「その気持ち、よくわかりますよ」というスタンス**で発信している専門家も多いと思います。こうした姿勢はフォロワーとの距離を縮め、信頼を得ることにもつながるでしょう。

　一方で、「○○しないと、△△のリスクが高くなる！」などと脅すような発信をしている専門家も見かけることがあります。発信の内容は決して間違っていないのですが、「上から目線」と反感を買いがちで、これは非常にもったいないと思います。

　あくまでも悩める人に寄り添い、その心情を理解し、「一緒に頑張りましょう！」という姿勢で発信を心がけることが大切です。

- **画面の向こうにいる人を想像した発信**

　SNSは画面の向こうで自分の発信を受け取る人の顔を思い浮かべながら、言葉を紡ぐことが大事。**自分のアカウントを見に来るのはどんな人で、どんな言葉が届きやすいのか**を常に意識する必要があります。

　もし、自身のSNS発信への反応が薄くなった、いろいろ発信しても反響が得られないと感じたら、一度、発信内容を見返してみてください。そして、同じ内容でも、より相手に問いかけるような文体にしてみる、結論をタイトルにして見た人が気になる仕掛けにするなど、表現方法を変えてみましょう。

　SNSで発信する時は、どうしても「○○を理解している自分」「○○ができている自分」を軸にしてしまいがちです。その結果、独りよがりの発信になり、反応が薄く、ビジネスの視点からも価値の低い発信となる可能性が高まります。

　内容だけでなく、「どうすれば興味を持ってもらえるのか？」をいろいろと模索してみましょう。

これらのテクニックを使った投稿を心がけると、あなたの発信する情報に対しての共感や好感度が上がりやすくなり、さらにはあなた自身の信頼や信用の獲得にもつながっていくでしょう。

●医療系アカウントとしての注意点

講演やコンサルティングの際にSNSの活用について話すと、「炎上したら怖い。大丈夫でしょうか?」という質問をよくされます。

結論からいうと、まず心配する必要はないと思います。特に認知拡大を目指す段階であれば、アカウントのフォロワーも数百人くらいでしょうか。そのくらいであればポストを見ている人も少なく、炎上の危険性はほぼありません。

もちろん、「何を書いてもいい」というわけではありません。漢方・中医学を扱う医療系アカウントとして、気をつけるべき点がいくつかあります。

- **政治的な発言**
- **科学的根拠のない発言**
- **「○○は毒だ」のような決めつける発言**

これらには注意が必要ですし、基本的には発信しないほうがよいと思います。特にワクチンや薬剤に対する見解など、意見が二極化しやすいテーマについて断定的な物言いをすることは避けたほうがよいでしょう。「自分こそ正しい」という思いが強く感じられる発信は、時に強い攻撃にさらされます。

漢方専門家として、個人としての考えがあるとしても、**プロとしての発信は中医学や漢方医学の原典に記載されている知識や、科学的根拠に基づいた情報をベースとすべき**です。そうした情報に自身の解釈を加える発信であれば炎上することはまずありません。

また、時には自分の発信に対して煽ったり、誹謗中傷にあたるようなコメントを書かれることがあるかもしれません。強い言葉で執拗に攻撃し続けたり、まるでそれが大勢の意見であるかのように批判してくる者もいます。しかし、そうした人間は全体のごく少数。真正面から取り合わずに、「ブロック」してしまってもよいでしょう。

　ブロックでさらに過激化するのが心配であれば、その**アカウントを**「**ミュート**」する対応でもかまいません。私は大抵放置しますが、面倒な場合はミュートして彼らの発言が自分の目に映らないようにしています。

　こちらからの反応がなければ、「つまらないな」とどこかへ行ってしまいます。SNSを続けていれば何度か遭遇する可能性はありますが、基本的には取り合わないことが最良の手段だと私は考えます。

　世の中には多様な考え方の人間がいますが、適正で真面目な発信を心がけていれば、ほとんどの人はあなたにとって好意的です。

Point

- SNSのフォロワー数が伸びない時は、受け手の目線で発信内容を見直す

- 健康情報の発信は「共感できる」「誰かに話したくなる」「すぐに実践できそう」「効果を得やすい」などがポイント

- 医療系アカウントとしての発信は、原典や科学的根拠に基づく情報をベースとする

プライベートな情報発信は効果的なのか？

● **知りたいのはプライベートよりも有益な情報**

「自分を知ってもらうこと」は、情報発信において非常に重要です。プロの漢方専門家としてのアカウントであっても、自分の趣味や活動などプライベートな情報をある程度発信するのは悪いことではありません。ただし、その比率が明らかに多いアカウントはフォロワー数が増えません。

ちなみに、私はフォロワーにとって有益な情報発信は95％、プライベートな発信は5％程度にするよう意識しています。つまり、プライベートな発信はほとんどしません。

忘れてはならないのは、**フォロワーが知りたいのはあくまでも「有益な情報」**であるという大前提です。そして、プライベートな情報を喜んでくれるのは、「すでにファンになってくれた人」です。

SNS発信の目的が「自分を知ってもらうこと」であるならば、有益な情報の中に自分らしさを少し出す程度で十分です。とにかく説明がわかりやすいとか、文章の中にクスッと笑ってしまうような言い回しがあったりするのもよいでしょう。「○○さんの投稿はためになるだけでなく、文章（解説動画や音声）がわかりやすいし、なんだか面白い」と感じてもらえれば、それが立派な個性になります。

興味のない人物の「今日は○○してきました！」というプライベート情報ばかり流れてきたら、ちょっと疎ましく感じてしまいますよね？

もし、プライベートな情報も積極的に発信したいのであれば、専用のアカウントを他に作成し、鍵をかけるなどして**ファンや友人だけに向けて発**

信すればよいでしょう。私もXで「タクヤ先生のつぶやき」という友人と
オンラインサロンメンバーの希望者のみを対象とした鍵アカウントで、プ
ライベートな情報を発信しています。

●「自分がフォロワーなら？」と考えてみる

　あなた自身が、漢方・中医学の情報を発信するアカウントをフォローす
る時、どのような基準で行っているでしょうか？　おそらく、自分の興味
や関心を発信してくれるアカウントを第一に選ぶのではないでしょうか。

　アカウントのフォロワー数が増えないのは、あなたの**発信に興味や魅力
を感じてもらえていない**ことが大きな原因といえます。

　大切なのは、**自分がアプローチしたい層をしっかりと定め**た上で、その
層が求めている情報をリサーチし、試行錯誤しながら発信を続けること。
フォロワーの目線で「このアカウントに魅力があるか？」「フォローしたい
と思うか？」と客観的に自分の発信を分析することが必要です。

> **Point**
>
> ●あくまでも、フォロワーに有益な情報発信がメイン。プラ
> イベートな発信は抑えめに

最も大事なのは定期的な発信の継続

●「ごくたまに発信」では意味がない

　適切な情報発信の頻度はSNSの種類やユーザーによって異なり、「正解」といえるものはありません。しかし、「ごくたまにしか発信しない」というのは、どのSNSにおいてもファンを増やすことは難しいでしょう。

　以前、「1年ぶりにアカウントを開きました。また時々来ますね」という専門家の発信を見たことがありますが、これではSNSをやる意味がありません。

　文章（短文）系SNSであれば毎日数回、写真・動画系SNSや音声系SNSであれば毎日〜数日に1回のペースでの更新が望ましいと思います。ちなみに、私のSNSの更新頻度は以下の通りです。

■筆者のSNS更新頻度

文章系	「体とメンタルにプラスに働く生活養生や思考」をメインテーマに、XとThreadsで毎日5〜8件程度の発信
写真・動画系	Instagramでほぼ毎日、食養生（自作のヘルシー料理の紹介、外食の薬膳的なとらえ方など）に関して投稿。フォロワーからの質問に1時間答え続けるインスタライブ「中医学質問大会」を週1回開催
音声系	Voicyで「タクヤ先生のメンタルupチャンネル」という番組を日曜日以外の毎日発信。「聴くことでメンタルが上向く」がコンセプト

　「そんなにやっているの？」と驚かれることもありますが、継続的に新規顧客をつくり、さらにリピート率を上げるためには、これくらい行う必要があると私は考えています。決して過剰とも思いません。

　一つのSNSツールに集中してもよいのですが、ユーザー層が異なるSNSを併用することは認知拡大にもつながるので、併用をおすすめしたい

ところです。

例えば、私のメインターゲット層は「30〜50代の女性」「メンタルに不調を抱えている」「生活や仕事に大きなお悩みがある」といった方々で、この層に届くような発信をすべてのSNSで心がけています。

● 更新のタイミングは固定化する

また、**SNS更新のタイミングはできる限り固定化**したほうがよいでしょう。毎日更新しないのであれば、「毎週◯曜日に発信」「1日おきに発信」などある程度固定しておくと、フォロワーやリスナーにチェックしてもらいやすくなります。膨大な量の発信が飛び交っている現代において、不定期で気が向いた時にだけ発信するのでは、あっという間に忘れ去られてしまいます。

決まったペースで更新するには、**投稿・配信内容をいくつかストック**しておくのがおすすめです。健康情報や雑学なども含めてフォロワーやフォロワー予備軍の人が興味を持ちそうなネタを、日常的に探す癖を付けましょう。私の場合は、健康系のサイトや経済系のニュースアプリなどを毎日チェックするようにしています。

● 発信を習慣化し、気軽に楽しむ

今ほどSNSが一般化する前は、アカウントを持っているだけでも競合との差別化になっていました。ツールもTwitterがほぼ一強の状態で、あれこれ手を広げる必要もありませんでした。

しかし、現在はSNSの種類が増えて、やることがいっぱい。確かに大変ですが、**「発信を生活の中で習慣化すること」**と**「発信への反応を楽しむこと」**が長続きさせるコツではないでしょうか。私自身はフォロワーさんのリアクションが非常に興味深く、「こういう発信に興味を持つのか」と、ある種のゲーム感覚で飽きずに続けられています。

また、**「発信が苦痛になったら、いつでも休めばいい」**と気楽に構えても

います。それが功を奏したのか、Twitterを始めて10年以上たちますが、1日も休んだことがありません。フォロワー数の増減に一喜一憂したり、バズらせようと躍起になったりしていたら、間違いなく続かなかったと思います。

> **Point**
>
> ● SNSの更新は一定のペースで、タイミングもなるべく固定化する
>
> --
>
> ● 楽しむことがSNS継続のカギ。発信が苦痛になったら休んでかまわない

フォロワーの数よりも、フォロワーとの信頼関係を重視

● 一時的なフォロワー増はチャンス

　SNSのアルゴリズム（法則性）は頻繁に変わるので、フォロワー数の増加に効果的な方法を特定することは困難です。

　ただ、XやThreadsのようにリポスト機能による拡散が可能なツールでは、**同じ業種の人とつながり、お互いに引用リポストしながら情報を補填し合う**ことが有効でしょう。特にフォロワー数の多いアカウントにリポストされたりすると、目に見えて閲覧数や「いいね」の数、フォロワー数などが増加します。

　SNSのフォロワー数は、言い換えれば「認知度の高さ」です。フォロワー数が少なければ、素晴らしい内容の発信をしても多くの人に届く可能性は低い。あなたの価値のある発信がフォロワー数の多いアカウントで取り上げられることは、とても大きなチャンスといえます。

　ただし、フォロワー数が多い、いわゆる大手アカウントの協力によって自分のアカウントが注目され、フォロワー数が増えたとしても安心はできません。ほとんどの場合、**一時的に増えたフォロワーの大半が時間とともに去って行きます。**

　一つの情報発信で興味を持ってくれたフォロワーは、あくまでも一時的に立ち寄ったついでにフォローしたに過ぎません。その後も、あなたが発信する情報に満足しなければ、すぐにフォロー数を外してしまうでしょう。

　とはいえ、一時であってもアカウントが注目されるのはチャンス。「知ってもらう、試してもらうきっかけを得た」くらいの認識で、過信も落ち込みもせず、**集まってくれた人に満足してもらえるような情報発信を模索し**

続けましょう。

　また、SNSユーザーは「誰をフォローしている・誰にフォローされている」といったアカウント同士のつながりもよく見ています。

　漢方専門店や漢方専門家として作成した仕事用のアカウントでフォローするのは、漢方・中医学関連の仲間や仕事のつながりのある人・企業を中心に、自分で把握できる程度（100件くらい）にとどめるのが適当ではないかと思います。たびたびフォローを見直しながら、新陳代謝をするのが理想的でしょう。

　自分の趣味や関心からフォローしたい相手については、個人アカウントを別に作ってフォローします。

● 自分の声で伝えられるライブ配信

　フォロワー数の増減に一喜一憂するよりも大事なのは、**フォロワーとの「信頼の密度」を濃くする**ことです。たまたま訪れた、それほどあなたに興味がない1万人のフォロワーよりも、あなたの発信を心待ちにしてくれる100人のフォロワーのほうが、マーケティングにおいてはるかに有益。彼らとの信頼関係を大切に構築していきましょう。

　具体的には、いわゆる「ファンサービス」を盛り込む方法があります。例えば、XやInstagramには**アンケート機能**があるので、フォロワーにどんな発信を希望するかを聞いてみたり、それをもとにイベントやライブを企画・実施するのもよいでしょう。定期的なライブも、フォロワーに自分を知ってもらうよい機会になります。

　ポイントは、自分とフォロワーの間に**双方向の関係性**ができていること。「これはいい情報だ」と思ったものを一方的に発信していてもフォロワー数は増えませんし、文字や写真だけでは伝わらないこともたくさんあります。

特に漢方専門家の場合は、健康相談のような非常にプライベートな相談をしてもらえるほどの信頼を作り上げることも、SNS活用の目的の一つ。得手不得手はあるかと思いますが、やはり**自分の声や動画を用いて直接、話ができるライブの実施はおすすめ**したいです。ライブ配信によって、自分の人となりや思い、漢方専門家として提供したいものなどが伝わりやすくなります。

　現在、SNSは誰もが使って当たり前のツールで、「SNSを始めました！」だけでは、たくさんの投稿の中から見つけてもらうことはできません。そんな中でライブ配信はまだ行っている人の割合が少ないぶん有効であり、重要だと思います。

　私自身は月に10本以上のライブ配信を行い、それにより10組以上の新規顧客を得ることができています。広告などに多額のお金をかけるよりも、はるかに効果的だと考えています。

　お金をかけずとも地道な努力を続けることで結果が出しやすいSNSを活用してみてください。

Point

● フォロワー数の増減に一喜一憂せず、発信を待ってくれている固定のフォロワーとの信頼関係を大事にする

- -

● 音声や動画のライブ配信は、漢方専門家の人となりや思いを伝えやすいのでおすすめ

Column

SNSを利用するメリット

　ここまでSNSの機能や特徴を分類し、活用方法を紹介してきました。「SNSをなぜ使うのか？」という根本的な私の考えを述べておきたいと思います。

　SNSの最大の魅力は、本来ならば出会うことのなかった人たちと気軽につながれることだと思います。新規のお客様だけでなく、同業者とのつながりも増えました。

　年齢、性別、職業に関係なく、SNSを介して私自身や漢方のスギヤマ薬局のこと、あるいは私の手がけるその他のビジネスやサービスについて多くの人が知ってくださるのは、間違いなくSNSの発信によるものです。

　日本国内だけではなく、外国から問い合わせをいただくこともありますし、遠く離れた場所（時には海外も）にいる人と遠隔で漢方相談を行う機会も、SNSを始めてからは増えました。

　時には発信内容に批判やお叱りをいただくこともありますが、それらもすべて学びであり、多くの人に発信を見たり聴いたりしていただいているからこそ得られる経験であると思い、感謝しています。

　SNSを通じて得たご縁は、地道な信頼関係の構築により、必ずビジネスの成長に寄与してくれます。活用に慣れるまでは大変かもしれませんが、きっと実店舗だけでは得ることのできない様々な経験を得られるはずです。

Break time

思いがけず始めた中医学オンラインサロンで試行錯誤

● 酔った勢いで開設の申し込み

「オンラインサロン」というコミュニティについて、ご存じでしょうか。インターネット上で行われる月額会員制のクローズドなコミュニティで、堀江貴文さんや西野亮廣さんといった有名人がオーナーのオンラインサロンも多いです。

2018年、主要取引先である漢方薬メーカーの統括マネージャーさんとお酒を飲む機会があり、その方が「タクヤ先生なら、オンラインサロンの運営ができると思うんですよね」と熱っぽく開設をすすめてくれました。酒が進んでいたこともあり、私も「じゃあ、やってみようかな！」と安請け合い。酔った勢いで、オンラインサロンプラットフォーム最大手のDMM社に開設を申し込んでしまいました。

後日、DMM社から「詳しく話を聞かせてほしいので、本社に来て90分ほどのプレゼンをしてください」という返事が届きます。当時はちょっとしたオンラインサロンブームで、乱立を抑えるために事前審査がありました。「一体、何を話せばいいのか……」と焦りましたが、やるだけやってみようと、漢方薬メーカーの方と2名で東京・六本木のDMM本社に向かいました。

先方からは特に「サロンの方向性」「用意するコンテンツ」「集客方法とそれに用いるツール」「メンバーを増やしていく施策」などを質問されました。プレゼンはうまくいったようで無事に許可をいただき、開設から6年がたった現在、在籍メンバーは600名を超えています。

先にお話ししておきたいのですが、もし誰かに「オンラインサロンを始

めたい」と相談されたら、私はおそらく止めると思います。というのも、**オンラインサロンの大半は開設1年未満でクローズ**してしまうからです。ただ、私の場合は、オンラインサロンの運営で試行錯誤した経験が、後述する漢方専門店の立ち上げにもつながっているため、ここで紹介させていただきます。

● 人が集まるか？　集まった人に満足してもらえるか？

「タクヤ中医学オンラインサロン」は開設前からTwitterなどのSNSで告知をしていたものの、実際にどれくらいの方が参加してくれるのか、まったく見通せませんでした。私も初心者ですし、中医学・漢方に関心のある人々に、オンラインサロンというものがどれだけ浸透しているのかも不明でした。

　設定した月会費は2,000円（2024年時点では3,000円）。「30〜40名くらいが入会してくれたら、小さな副業として運用できるかな？」というイメージです。しかし、蓋を開けると、初日に230名もの人が集まってくれました。とはいえ、嬉しい持ちよりも、「**これだけの人数に満足してもらえるコンテンツを提供できるか？」という不安**のほうが大きかったです。

　予想は的中し、有効期限を過ぎるとメンバーの退会が続きました。SNSで投稿している健康情報に肉付けしたようなコンテンツを一方的に発信する状況が続いていたので、無理もありません。退会時のアンケートで「500円の価値もない」といったコメントをいただくこともあり、精神的な負荷も相当ありました。

● オンラインサロンの主な特徴と種類

　オンラインサロンは、**特定のテーマや興味に基づいて人々が集まり、交流や学びを深めるためのコミュニティ**です。通常、月額料金を支払うことで参加でき、以下のような特徴があります。

■オンラインサロンの特徴

専門性とテーマ	ビジネス、趣味、教育、健康など、特定のテーマや専門分野があり、参加者は自分の興味や目的に合ったサロンを選ぶ
交流とネットワーキング	メンバー同士が情報を共有し、議論や意見交換を通じて交流を深める。専門家からの指導を受けられることを売りにしているサロンもある
学びと成長	サロン内で、ワークショップやライブ配信などのイベントが開催されることで、参加者が知識やスキルを学べる。現地イベントを開催するオンラインサロンもある
限定コンテンツ	メンバー限定のコンテンツや特典が提供されることが多く、通常では得られない情報やリソースにアクセスできる
柔軟な参加形態	オンラインでの活動が中心のため、時間や場所に縛られず、どこにいても参加できる

■オンラインサロンの種類（一部）

ビジネス・キャリア	• 起業・スタートアップ：起業家やスタートアップ企業向けの情報共有やサポートを行う • キャリアアップ：転職やスキルアップ、キャリア形成を支援する
趣味・ライフスタイル	• クリエイティブ系：アート、デザイン、写真、音楽などのクリエイティブ活動に特化 • 料理・グルメ：料理教室やレシピ共有、美食家向けの情報など • スポーツ・フィットネス：ヨガ、フィットネス、ランニングなど健康や運動に関するもの
教育・学習	• 語学学習：英語や他の外国語の学習を支援する • 資格取得：各種資格取得を目指す人向け
コミュニティ・ネットワーキング	• 地域・地方創生：特定の地域に関する情報や活動を共有する • 業界交流：特定の業界や職種に特化した交流や情報交換の場
メンタル・自己啓発	• 心の健康：メンタルヘルスに関する情報共有やサポートを行う • 自己啓発：自己成長やセルフケアに関するもの
投資・金融	• 投資情報：株式投資、FX、不動産投資などに関する情報交換 • 資産形成：ファイナンシャル・プランニングや資産運用について学ぶ

　このように様々な分野での専門性を打ち出し、それについて学べることを売りにするサロン、オーナーのファンが集まるサロン、一つのテーマについて皆で議論をするサロンなど、多種多様なオンラインサロンが存在します。

● オンラインサロンを続けるのが難しい理由

オンラインサロンの継続が難しい原因として、以下が挙げられます。

① 新規のサロンメンバーを獲得できない

② サロンメンバーの継続在籍ができない

③ 運営にかける労力と報酬が見合わない

3つのいずれかが起きても、オンラインサロンの継続はできません。どんなに魅力的なコンテンツを用意しても、参加者がいなければ意味がありません。なぜなら、スタート時に数十人程度の人が集まらないと、オンラインサロンの特徴である「交流」がほとんどできないからです。サロンオーナーからの一方的な発信が続くのであれば、他のSNSと大差がありません。

私自身は、サロンオーナーにSNSのフォロワーが一定数以上いて、その中に少なくても数十人の「ファン」がいることが、オンラインサロン継続の条件になると考えています。

「みんな絶対に興味があるはず！」と意気込んで開設したものの、実際に参加してくれた人数が驚くほど少なかった……。まず、この時点で心が折れてしまう人が多いです。

● オンラインサロンは「交流」の活性化がカギ

サロンオーナーとサロンメンバーの交流はもちろん、メンバー同士の交流もまた必要不可欠です。ただ学びのコンテンツが提供されるだけなら、セミナーや講座を受講したほうが効率がよいでしょう。オーナーとメンバーの距離、メンバー同士の距離の近さから得られる**交流が、学びに加わることで新しい「企画」が生まれ**、それが自然に広がっていきます。

例えば、私はサロンの開設当初に「中医学の学び方」という中医学理論情報の連載を定期的に配信していましたが、これに対してサロンメンバー

から「学んだことを自分たちでも実践してみたい」という声が集まりました。そこで、私とサロンに所属している中医学の先生とで「お題の症状」を提示し、サロンメンバーに「漢方・中医学の知識でどのように改善させるか？」を考えてもらう企画を行いました。

　様々な才能を有する**メンバーたちが自分のビジネスをマーケティングする場**となっている「サロン村」というコンテンツもあります。アロマ施術、ITマーケティング、デザイン事務所、ボクシングジム、雀荘、不動産相談など多種多様なビジネスを、「サロン村」内に「施設」を持って行えるものです（オーナーの私に申請する必要がありますが、出店料などはありません）。

「サロン村」にあるバーチャルな「施設」のほとんどは、リアルの世界でも存在しています。例えば、私の地元にあるスパイスカレー店の店主さんがサロンメンバーになってくださり、同名の「施設」を「サロン村」にオープン。実店舗にもメンバーが集まるようになり、定期的に貸切イベントを行う「メンバー御用達の店」になりました。

　このように、活用次第でメンバー自身のビジネスにも大きなプラスを生むようなWin-Winの関係を築きたいと考えて始めた「サロン村」は、私のオンラインサロンの柱になっています。

● 参加者全員を巻き込むことを意識

　コミュニティの活性化には、参加者同士が双方向で情報をやりとりできることが必要だと思います。オンラインサロンに限らず、コミュニティに参加する人の目的は大きく分けて次の3つではないでしょうか。

・**知識や経験がほしい**
・**交流の機会や仲間がほしい**
・**自分が持っているものを紹介したい**

これらすべてを提供できるオンラインサロンには固定ファンがつき、活動継続の力となります。

私がインスタライブとXのスペースで同時開催している「中医学質問大会」というイベントには、毎回200人以上の方が参加してくださいますが、彼らのニーズは次の3つだと思っています。

・**自分の健康に関する悩み、中医学や漢方に関する疑問を解決したい**
・**同じような悩みを持つ人がいること知って安心感を得たい**
・**自分の考えを誰かに話したい**

ですから、私が質問に答えるだけでなく、参加者に向けて「同じような思いを持っている方、きっと大勢いらっしゃいますよね」とか「○○さんの考え方、共感できるなあ」など、**参加者全員を巻き込むような話し方**を心がけています。これはリアルの講義やセミナー、講演においても同様です。

オンラインサロンを運営する上で、私は自分の悩みをメンバーに赤裸々にこぼしたりして、**弱さや素直な感情も見せる**ようにしています。メンバー同士でも、メンバーから私に対してでも、そのようにしてよいと思っています。だからこそ、単なる学びの場ではなく、600人以上のメンバーが集い、適度な距離感で共同生活をするように交流する場として機能していると考えています。

あくまでも私の例ではありますが、オンラインサロンに限らず、人を集めたり、有料のコミュニティプラットフォームを運営する際の、一つのヒントにしていただければ幸いです。

> Column

漢方専門家のある日のスケジュール

「これだけたくさんのSNS投稿をどうやっているのか？」と質問されることも多いため、私の平均的な1日のスケジュールをご紹介したいと思います。

漢方相談は1日平均15件ほど入りますが、相談と相談の間が30分〜1時間ほど空くこともあり、そうした「スキマ時間」をSNS投稿やその他の作業に活用しています。

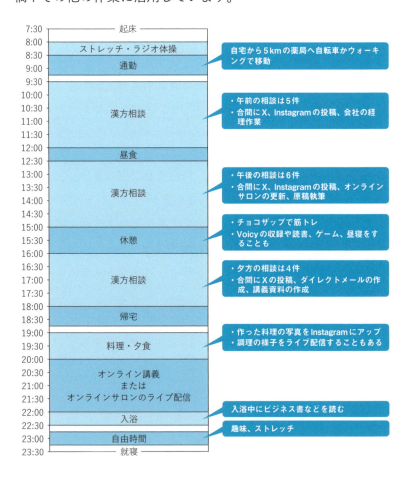

5章

漢方専門家の独立・開業は大変ですか?

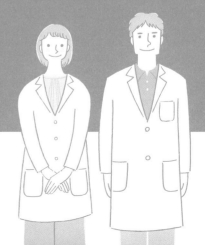

漢方店舗専門コンサルタントとして会社を設立

●自分でビジネスを立ち上げたい

　2014年、漢方のスギヤマ薬局は、Twitter（現X）を中心にSNSを活用して着実に新規顧客が増加。私個人も、漢方専門家として仕事の幅を広げつつありました。

　ただ、私の立場は漢方のスギヤマ薬局の「社員」。社長の父から経営の大部分を実質任されてはいましたが、父の店、父の会社であることに変わりありません。

　もともと私は、雇用されて働くことに向かないタイプであると自覚していました。だから、経営やマーケティングのほとんどを任せてもらえる実家の環境は非常に心地よかったのですが、「**ゼロから自分の力でビジネスを立ち上げて成功させたい**」という思いも抑えられなくなってきました。

●漢方専門店に経営改善のアドバイス

　私が、ある漢方薬メーカーの会員店組織の神奈川県会長職を務めていた時のことです。神奈川地区には60店舗ほどの会員店があり、私には会員店の経営を活性化する任務がありました。

　とはいえ、「〇〇をすれば売上が上がる！」などと一般的なマーケティング理論の勉強会をしても、それを行動に移せる店舗はほとんどありません。机上の理論を自分の店のスタイルに適合させるのは、難度が高いからです。

　例えば「SNSを始めたらいい」と助言されても、パソコンに触れたこともない経営者もいて、そうした人には大変高いハードルです。相手の状況を把握して、それに合った方策を提案する必要があります。

そこで、私は売上をアップできる要素のある個人店舗から優先的に回って、個別にアドバイスをする「会長がゆく」という企画を立ち上げました。希望のあった会員店を10店舗ほど回り、それぞれの店舗の特徴をふまえて実行可能な改善施策を検討・提案しました。

自分の時間を使って店舗に赴き、コンサルティング的なことをするので、日当のようなものはいただきました。実際に改善策を実行した店舗の売上は向上し、会全体としてもプラスになったと思います。

● 漢方店舗専門コンサルティングというビジネス

この企画が終了に近づいてきた頃、ある専門家の方から「杉山先生、これ、お仕事にしたほうがいいのでは？」と冗談めかして言われました。確かに以前から、漢方・中医学業界は医療業界の中でも非常にマーケティングが難しく、一般的な「経営コンサルタント」が経営改善策を考えるのは難しいだろうと思っていました。

そんな選択肢もあったのか。この業界の仕組みを理解し、一定以上の成果を上げている人間がコンサルティングをするなら需要もあるだろうし、相談してくださる方にも喜んでいただけるのではないか？　つまり「ビジネスとして成り立つのではないか」と思い至ったのです。

知識や経験を必要とする人に伝え、それが役立つことに喜びを感じる私の性格にも合う仕事だとも思いました。また、全国で講演する際に「漢方店舗専門コンサルタント」という肩書を業界内に広められるかもしれない。

講師もコンサルタントも私の身一つででき、大きな元手もかからない事業です。早速、それらの業務を請け負うために、「合同会社Takuya kanpo consulting」を設立しました。本業の漢方相談業務が順調な今、副業としてチャレンジしてみようと思ったのです。

それからは、講演に行った先々で「経営について個別に相談したい方はぜひ」とコンサルタント業も売り込み。全国には売上低迷に悩む漢方専門

店舗や、独立・開業を志す経営者なども多いので、「漢方店舗専門コンサルタント」の肩書は唯一無二の特徴を発信する力ともなりました。もちろん、同業の店舗にアドバイスをすることに、おこがましい気持ちがないわけではありませんが、お役に立てるように真摯に話をうかがっています。

Point

● 漢方専門店の経営ノウハウは特殊であり、店舗運営に試行錯誤した経験は、コンサルティングに活かせる

Column

同業者は商売敵ではない

「会長がゆく」企画を実施した時、「敵に塩を送るようなことをして大丈夫？」としばしば聞かれました。私はむしろ優良店舗が増えて業界が活性化し、漢方相談がより一般的なものとして認知されれば、自分自身のプラスにもなると信じています。

　というのも、「一人勝ち」によいことはないと思うのです。誰かを蹴落とすような姿勢を貫いて業界で立場を取れたとしても、横のつながりがなく孤立したり、やっかまれて嫌がらせを受けたりするかもしれません。ですから、「皆で一緒に上がっていくビジネス」を考えることが大事だと思いますし、同じ業界にいる人を「商売敵」と考えたくはありません。

オンラインサロンの企画から漢方専門店が誕生

●オンラインサロンのコンテンツ作りに悩む

　前章末でオンラインサロンを運営することになった話をしましたが、漢方相談や合同会社の業務をこなしながらオンラインサロンのコンテンツを作っていくのは想像以上に大変で、正直「継続は難しい」と思いました。ただ、ここで諦めては入会してくださった200名以上のメンバーにも申し訳ないですし、私自身の信頼を大きく損なうことにもなってしまいます。

　そこで、「どんなコンテンツがあったら嬉しいですか？」とサロンのメンバーに素直に聞くことにしました。初めてのオンラインサロン運営なのだから、うまくできなくて当然。別に格好付けるようなキャラクターでもない自分が、何を遠慮する必要があるだろうと思ったのです。

　アンケートを行ってみたり、「こんな企画はどうですか？」と提案してみたり、様々な形式で問いかけながら、自分だけではなくサロンに在籍してくださる方と一緒にコミュニティづくりを行うつもりで、次々に実行しました。

　また、コミュニティを活性化させるために「ここは◯◯の場だから、××でなくてはいけない」といった制約を課さないようにしていました。サロンメンバーは「お客様」ではありますが、彼らと一緒に、学びや遊びに全力で取り組むことが、コミュニティを継続させるカギではないかと思ったからです。

●未経験の飲食業は難しいが、漢方専門店なら勝負できる

　ある日曜日、ふと思い立ってオンラインサロン内に「漢方カフェ構想」というタイトルの日記を書きました。オーガニックのコーヒーやお茶、ス

イーツなどを提供するとともに、健康リテラシーを高められるような情報を発信するカフェといったコンセプトでしたが、思った以上に大きな反響をいただきました。

「面白そう！」「ぜひやってほしい！」「本当にオープンできるのでは?!」というポジティブな感情に溢れたコメントが続々と付いて、私自身も実現に向けて真剣に検討。サロンメンバーも様々な案を出してくれました。

ただ、このカフェ構想は熟慮の末に断念。私が調理師の資格を持っているとはいえ、飲食業はまったくの素人でリスクが大きいと思いました。一方で、漢方のスギヤマ薬局で培ったノウハウをもとに、「新たな漢方専門店で勝負できないか？」と考え始めました。

応援してくれる方が多かっただけに、カフェ構想の断念を報告すると大きな落胆の声が起こりましたが、「漢方専門店でなら勝負できる。みんなの力を貸してほしい」と伝えると、メンバーは一気に盛り上がりました。

独立を視野に合同会社を設立したものの、講演やオンラインサロンなど本業の「漢方相談」以外の活動が中心でした。サロンメンバーが私の背中を押してくれたことが大きなきっかけとなり、ついに主たる仕事である漢方相談を行う「漢方専門店」をゼロから作り上げようと決心しました。

Point

- 「○○のコミュニティだから、××でなくてはいけない」という制約を課さない

- 高い熱量で応援してくれるサロンメンバーに後押しされ、漢方専門店の立ち上げを決心

人気の漢方専門家が集結！新しいタイプの漢方専門店

● 人気の漢方専門店を1か所に集めたような店

　東京・世田谷区成城学園前にある「成城漢方たまり」は、私の理想をすべて盛り込んだ漢方専門店で、唯一無二の店と自負しています。

　主なコンセプトは次の通りです。

- メンバー全員が独立して店舗を構えられるレベルの専門知識と相談技術を備えている
- メンバーが漢方相談だけに集中できる（他の業務に時間を取られない）環境が整っている
- メンバー自身の頑張り次第で収入が決まる
- 「漢方専門店は路面店がベスト」という常識を覆す

　成城漢方たまりは、いわば**高い専門知識と相談スキルを持つ漢方専門家のワーキングスペース**。漢方相談ができるプロのメンバーがそろっていますが、全員が自身で集客できる力を持ち、顧客づくりや健康情報の発信、ビジネス的な告知も行います。会社を経営していたり、書籍を出版していたり、「自分の力で稼ぐことを楽しめる人たち」です。つまり、**人気の漢方専門店を1か所に集めたような店**です。

　メンバーの大半（店長と一部スタッフを除く）は「歩合制」で、自分で縁を作った顧客の漢方相談による売上の固定％がそのまま報酬となります。出勤の規定もなく、自身で設定した相談予約の日時にあわせて店舗に来て、相談業務を行う。本業のかたわら様々なメディアで活躍するメンバーが多いことから導入したシステムです。

一般的な会社員のように「〇時から×時まで店舗にいる」という決まりがないので、休みを取るのも、何件の漢方相談を行うかも自由。ただし、歩合制なので十分な収益を上げるだけの能力や責任が求められます。

そして彼らが**相談業務のみに集中**できるよう、漢方薬の在庫管理、商品の発送、お客様への告知、電話受付などのサポートが整った環境（店舗）を提供するのが成城漢方たまりというわけです。

経営者の私は、素晴らしい相談スキルと集客力を持つメンバーに集まってもらっている上に、固定％の報酬をお支払いする委託契約であるため、人材確保及び人件費の点で非常に助かります。一方、メンバーにとっては、独立・開業にともなう在庫や従業員を抱える経営リスクがなく、相談業務に100％集中でき、その成果が自分の収入になるというモチベーションがあります。

もちろん、この仕組みはメンバー個々に高い能力があることが大前提。普通とは大きく異なるシステムに対してポジティブに考えられる人にだけ、声をかけました。

● **お金をかけるところ、かけないところ**

成城漢方たまりの立ち上げにあたっては、まず司令塔となる店長を今井健二さんにお願いしました。彼こそ、私にオンラインサロン挑戦をすすめてくれた人です。

店長には、調整力や提案力が求められます。漢方薬メーカーで店舗統括を務めていた彼が適任と思って声をかけると、「ちょうど会社を退職して、独立を考えていた」と言うではありませんか。「一緒にやりましょう。力を貸してほしい」とお願いし、快諾してもらえました。

次に、店舗の内装については、できる限り余分なお金をかけないようにしました。「漢方薬局」となると、調剤室を構えるなど構造上の規定から工事が必要になり、1,000万円程度の出費が生じます。そのため、構造上の

制約が緩やかで、店舗面積が小さくても**スペースを最大限利用できる「薬店」を選択**。レイアウト変更の自由度も高くなり、オープン後にスタッフやメンバーの希望で模様替えをした際もスムーズでした。

　店舗開業のコンサルティングをしていると、「絶対に薬局で」と希望される方が多いのですが、漢方専門店は薬店でもほぼ問題なく経営ができます。もちろん、分包などの調剤業務はできませんが、「どうしてもオリジナルブレンドで漢方薬を提供したい」「煎じ薬を作りたい」といったこだわりがないのなら薬店でよいと思います。

　成城漢方たまりは、最寄り駅から徒歩5分ほどの住宅地、しかも地下にあります。外部からの視認性はゼロで、秘密基地感に溢れる店構え。

　一般的には、商店街や駅前などの「商業地域」で視認性の高い「路面店」として出店するのが定石でしょう。ただ、成城漢方たまりは完全予約制にすると決めていました。前述のように、**メンバーが各自で集客できることから、店舗の視認性は必要ない**という判断です。

　そのおかげで、成城学園前という高級住宅地エリアでは考えられないほどリーズナブルな賃料で店舗を確保できました。商売をする上で、**固定費を抑えることは極めて重要**です。

　また、内装についても無駄と思われる装飾などは一切省き、シンプルで仕事のしやすい環境にしました。通りがかりに見つけて来店してもらうことを想定した店舗であれば、おしゃれで目を引くような装飾も必要になるかもしれませんが、当店の場合は不要です。

● 見た目のよさより、落ち着いて相談できる環境

　私が内装でお金をかけたのは、**空調、デスク、照明**です。店舗が地下に位置することから、温度や湿度を快適に調整するために空調には予算を取りました。

　スタッフが仕事をしたり、お客様の漢方相談を受けるデスクには、天然

木材を採用。「木の香りがして、すごく落ち着く」と好評です。

漢方医学や中医学は、その人自身の治癒力を回復あるいは増幅させることで、病気の根本原因を正していく医術形態です。そのため、漢方相談をする場にも自然素材のものを用いることにこだわりました。

初めての店舗開業では、「見た目のいい店舗を作りたい」という気持ちも起こりがちですが、大事なのは、**お客様とスタッフにとって必要な設備を優先的に考える**ことです。漢方相談なら、「来店したお客様にリラックスしていただけて、スタッフも快適に仕事ができる環境」が絶対に必要。無機質な雰囲気は漢方相談には適さないと思います。

店舗の雰囲気が、不安を抱えてやってくるお客様に寄り添うものであれば、店舗やスタッフへの信頼にも少なからずつながるでしょう。**お客様に癒やしを与えられるような医療機関**を目指しました。

「医療はサービス業ではない」という意見もありますが、私は医療こそ心地よい空間で治療を受けていただくよう努力すべき「サービス業」だと考えています。

ビジネスの基本は、「自分ならどうされたいか？」を考えることなので、私自身がかつて受けたサービスで不満に感じたことを反面教師にして、質の向上に活用しています。

Point

- 完全予約制の店なら、視認性の高い商業地区や路面店にこだわる必要がなく、賃料を抑えられる

- 店舗作りは見た目のよさより、相談しやすく、癒やされる空間を重視

Column

漢方薬や漢方相談をもっと身近なものに

　一般の人が「漢方薬を使ってみよう」と思った時、まずはドラッグストア等で販売されている一般用医薬品を自己判断、もしくは店員（薬剤師や登録販売者）に相談して購入することが多いでしょう。

　そして、慢性的な症状や不調が西洋医学の治療だけでは改善しないような場合に、専門店での漢方相談を考えるかもしれません。本来は、不調の改善にも、健康の維持にも役立ててほしいのですが、一般の方にとって漢方相談はまだまだ馴染みのあるものではないのが現状です。

　では、漢方相談へのハードルを高くしているものとは何でしょう？　街には「漢方」の看板を掲げた薬局・薬店もあるし、ネット検索でもたくさんのサイトがヒットしますが、「どこの誰に相談すればいいのかわからない」という状況に陥ります。一般の方が、自分に合う漢方専門家や漢方専門店を選ぶのは難しいのです。

　漢方相談自体の認知度が低いことに加え、相談したいと思った時に「ここに行けば安心」と認知されている施設がないことが問題です。そこで、業界のインフルエンサーが集う場所を作って認知度を上げれば、漢方相談をもっとポピュラーなものにできるのではないかと考えました。

　私が成城漢方たまりでやりたいのは、「人気店を作ること」だけではなく、もう一歩進んで「漢方相談」という手法をより馴染みのあるものにして、業界全体の活性化につなげることです。そして、メンバーの素晴らしい活躍を見ていると、その目標に着実に近づいていると実感します。

漢方専門店を作る時に必要な手続きとは？

●薬局か？　薬店か？

　漢方薬を販売する店舗を作る場合、まず「薬局」なのか、「薬店」なのかを決める必要があります。

　漢方専門店には、薬局だけではなく薬店も多数存在しており、「薬局」と付かず「漢方の○○堂」といった名前の店舗は、薬店である可能性が高いです（薬局か薬店かは店舗を調べればすぐにわかります）。

　薬局と薬店では、行える業務や配置する専門職などの規定が異なり、**開業にあたってのコストも大きく変わってきます。**

　特に薬剤師さんからの独立・開業の相談では、「漢方専門店＝薬局でないといけない」と思い込んでいる方が多い印象を受けます。ただ、提供するサービス内容を詳しくうかがうと薬店で十分というケースも多いので、両者の違いを認識しておくことが大事です。

●薬局を開業するなら

　薬局は薬機法（医薬品、医療機器等の品質、有効性及び安全性の確保等に関する法律）で「薬剤師が販売または授与の目的で調剤の業務を行う場所」と定められているように、「**調剤ができる**」という点が最大の特徴です。もちろん、一般用医薬品やサプリメントなども取り扱えます。

　ただし、薬局は**薬剤師が常駐**し、薬を調剤する**調剤室を併設**する必要があります。調剤で使われる薬の価格も国によって決められています。常駐する薬剤師の雇用や、国が定める基準を満たす調剤室を設置するための工事費用など、薬店と比べて開設にかかるコストが大きくなります。

　薬局開業までの大まかなプロセスを、以下にまとめます。

■薬局開業の主なプロセス

①都道府県知事の許可を申請

開業には都道府県知事の許可が必要。開業を希望する薬局の所在地を管轄する都道府県の薬務課または保健所に申請する

②必要書類の提出

薬局開設のための申請書類を提出
〈主な書類〉
- 薬局開設許可申請書
- 薬剤師免許証の写し
- 開設しようとする薬局の図面（正確なものを内装業者などに依頼）
- 建物の使用権を証明する書類（賃貸借契約書等）
- 設備や備品の一覧

③施設基準の確認

薬局としての施設基準を満たしているかを確認。具体的な基準は都道府県によって異なる場合があるが、一般的に「調剤室の広さ」「調剤機器や設備の有無」「適切な衛生管理」などの項目が含まれる

④現地調査

申請書類の審査後、保健所の担当者による現地調査が行われる。施設が基準を満たしていることを確認する

⑤許可の取得

現地調査を経て、すべての基準を満たしていると判断された場合、都道府県知事から薬局開設許可が発行される

⑥開業後の手続き

薬局開設後も、定期的な管理や報告が求められる。また、薬剤師の常駐が必須のため、資格者の確保も必要

　具体的な手続きや必要な書類は地域によって異なるため、詳細は開業予定の所在地を管轄する都道府県の薬務課または保健所に問い合わせることをおすすめします。

●薬店を開業するなら

　薬店も医薬品を販売する店舗なので、薬剤師または登録販売者を置かなくてはなりません。薬剤師の常駐の必要はなく、調剤室も併設していませ

ん。**調剤業務はできません**が、開設コスト的には薬局より大幅に少なくすみます。

また、**店舗のレイアウトなどの規定も薬局より自由度が高い**ので、近年ではカフェやブティックのようなおしゃれな漢方薬店もよく見られます。

薬店も薬局と同様に、開業にあたっては都道府県知事の許可が必要です。具体的なプロセスは以下の通りです。

■薬店開業の主なプロセス

①都道府県知事の許可を申請

開業には都道府県知事の許可が必要。開業を希望する薬店の所在地を管轄する都道府県の薬務課または保健所に申請する

②必要書類の提出

薬店開設のための申請書類を提出
〈主な書類〉
- 店舗販売業許可申請書
- 販売従事者（登録販売者、薬剤師）の資格証の写し
- 開設しようとする店舗の図面（正確なものを内装業者などに依頼）
- 建物の使用権を証明する書類（賃貸借契約書等）
- 設備や備品の一覧
- 管理者の氏名や経歴書

③施設基準の確認

薬店としての施設基準を満たしているかを確認。具体的な基準は都道府県によって異なる場合があるが、一般的に「店舗の広さ」「医薬品の保管場所の確保」「適切な衛生管理」などの項目が含まれる

④現地調査

申請書類の審査後、保健所の担当者による現地調査が行われる。施設が基準を満たしていることを確認する

⑤許可の取得

現地調査を経て、すべての基準を満たしていると判断された場合、都道府県知事から店舗販売業許可が発行される

⑥開業後の手続き

薬店開設後も、定期的な管理や報告が求められる。また、適切な資格を持つ販売従事者（登録販売者や薬剤師）の配置が必要

薬局と同様、具体的な手続きや必要な書類は地域によって異なるため、詳細については開業予定の所在地を管轄する都道府県の薬務課または保健所に問い合わせることをおすすめします。

薬局と薬店のどちらにするかは、**取り扱いたい漢方薬の種類や剤形、行いたい業務内容、提供したいサービスの内容をもとに検討**しましょう。

現在では、一般用医薬品だけでなく日用品から食品まで幅広く取り扱うドラッグストアに、調剤薬局を併設している店舗も増えています。これは薬店の機能と薬局の機能を分離することで、薬剤師が常駐しなくても薬店営業ができるようにしている工夫でもあると思われます。

Point

● 薬局は調剤業務ができるが、薬剤師の常駐や調剤室の併設が必要で開業コストが増える

● 薬店は薬局よりも制約が少なく、開業コストも抑えられるが、調剤業務が不可のためオリジナルブレンドの漢方薬の提供などはできない

店舗の立地や場所について
どう考えるか

● **路面店か？　クローズドな店か？**

　一般的に、店舗を開業するにあたって「立地や場所のよさ」は重要なポイントとなります。漢方専門店の場合も店舗までのアクセスのよさは重要で、特に首都圏であれば**最寄り駅から徒歩圏内であると有利**でしょう。

　ただし、「路面店」にするか、建物の２階以上や地下などにある「クローズドな店」にするかについては、専門店のコンセプトによって考え方が変わってきます。路面店とクローズドな店のメリットとデメリットを比較してみましょう。

■**路面店のメリット**

視認性が高い	・通行人から見やすい ・店の雰囲気がわかり新規顧客も入りやすい
アクセスのよさ	・階段、エレベーターの昇降が不要なので立ち寄りやすい
ブランドイメージの向上	・高級感や信頼性をアピールしやすい

■**路面店のデメリット**

賃料が高い	・一般的に賃料が高くなる傾向
競争が激しい	・人通りの多いエリアでは近くに競合店がある可能性も高く、差別化の工夫が必要になることがある
騒音や周辺環境の影響	・通行人や交通量の多さによる騒音などが問題になる場合がある ・視認性の高さが、プライバシーを考慮する必要がある漢方相談にとっては妨げになることもある

■クローズドな店のメリット

賃料が比較的安い	・一般的に、路面店よりも賃料が安い傾向
プライバシーの確保	・お客様が落ち着いて相談できる環境を提供しやすい
独自の雰囲気作り	・内装やインテリアなどで店舗独自の雰囲気を演出しやすい

■クローズドな店のデメリット

視認性が低い	・通りすがりの人に見つけてもらいにくく、集客が難しい場合がある
アクセスの不便さ	・階段やエレベーターを使わなければならないことがあり、高齢の方や体が不自由な方には不便
広告やマーケティングの工夫が必要	・外から見えにくいため、看板や広告、SNS発信などで積極的に宣伝する必要がある

● 漢方専門店にとって路面店であるメリットはほぼない

　開業の相談を受けていると、「店舗は1階にある路面店じゃないと厳しいですよね？」と聞かれることがありますが、私は漢方専門店において路面店であるメリットは「ほとんどない」と考えています。まず、**通りがかりで漢方専門店にふらりと入ってくる人はほとんどいない**からです。

　例えば、漢方のスギヤマ薬局は街道に面した路面店で、駅から徒歩5分とアクセスもよく、視認性も悪くありません。ですが、当店のことをまったく知らずに（ウェブサイトや私のSNSなどを見たことがない）、新規で来店される人はほとんどいません。

　つまり、**一般的によいとされる場所に漢方専門店を構えたとしても、それを理由に集客率が高くなることは考えにくい**ということです。

　これは、漢方専門店という業態を考えれば至極当然です。例えば、自宅近くにある漢方専門店の存在を知ったとして、それだけでふらりと立ち寄ったりするでしょうか。まずはネットで検索し、店舗の実績や評判を確

認すると思います。病院や鍼灸院、整骨院など他の医療機関も同様でしょう。自分の健康にかかわることなので、**下調べもなく気軽に訪れる人は少ない**はずです。

　前述のように、私が経営する成城漢方たまりは住宅街に位置する建物の地下にあります。もともと事務所として使われていた、とてもクローズドなスペース。それでも、店舗は連日予約で満席です。

　それは、店舗のホームページや所属する漢方専門家のSNSなどで、**提供するサービスや、どのような人が漢方相談を行っているのかをわかるようにしている**からです。また、当店を利用したお客様の口コミの影響もあるでしょう。

　高い固定費を支払って視認性のよい路面店を借りたとしても、お客様が来なければ、あっという間に経営が立ち行かなくなるだけです。提供するサービスの質の向上や、SNSやネットを活用した顧客との信頼関係構築に時間やお金を使ったほうが、効果が高いといえます。

Point

● 首都圏であれば、最寄り駅からのアクセスがよいほうが有利

- -

● 漢方専門店にとって店舗の視認性の重要度は低く、賃料の高い1階の路面店である必要はない

- -

● 立地よりも、サービス内容や店舗を認知してもらうことに時間やコストをかけたほうがよい

漢方専門店に必要な広さはどのくらいか？

● 店舗に必須のスペース

　場所とともに考えなくてはいけないのは、店舗の「広さ」です。独立して漢方専門店を開業するという時、はじめから多人数のスタッフでということはほぼないでしょう。おそらく、自分一人あるいはサポートしてくれる家族などを含めて1～2名の規模が多いと思います。

　その場合、店舗に必要なスペースは次の通りです。

- 商品を置く場所（陳列棚）
- 商品を準備する場所
- ゆっくり落ち着いて漢方相談ができる場所
- バックヤード（スタッフが休憩を取る場所）
- （薬局の場合は）指定された広さの調剤室

　薬局でも薬店でも、開業の手続きをする際に商品の陳列・保管のスペースについて届け出る必要があります。相談中にお客様に商品を見せて説明する必要があるので、**陳列棚は相談ブースの近く**に作ったほうが便利です。また、開業当初は商品在庫も少ないので、陳列棚にすべての在庫を並べてしまってよいでしょう。

　薬店の場合、調剤室は不要ですが、商品の小分けや包装などの作業があるため「**商品を準備する場所**」の確保は必要です。窮屈にならないように、ある程度の広さを取ることをおすすめします。

　また、経営が軌道に乗ってくると、商品在庫の量が増えてきます。陳列棚に収まらない在庫は、「商品を準備する場所」に置くことになるでしょう。

● 相談ブースの環境づくりは最も重要

そして、店舗にとっても、お客様にとって最も重要なのが「**ゆっくり落ち着いて相談ができる場所**」です。30分〜1時間ほどの相談時間をかけることを考えると、相談ブースの環境づくりには特に注力すべきでしょう。お客様のリピート率や客単価にも直結しますし、あなたが提供する相談のクオリティにも影響が出る可能性があります。

具体的には、相談に使うテーブル、お客様が座るソファ、心を和ませるお花やアロマ（香りには好みがあるので必須ではない）などを整えます。暑すぎず寒すぎず、清潔で快適な空間のために、空調機器（エアコンや除湿器、空気清浄機など）にも気を遣う必要があるでしょう。

また、漢方相談を行えるスタッフが複数名いる場合でも、お客様のプライバシーを考えると**相談ブースは2か所まで**にしたほうがよいと思います（個人経営の小規模店舗の場合）。

● 一人の店でもバックヤードは必要

店舗運営を1名で行う場合でも、**バックヤード**のスペースは必要です。来客のない時間帯でも、一人では外出がなかなか難しいものです。食事をしたり、休憩を取るスペースがないとリフレッシュできません。狭くてもよいので、オン・オフを切り替えられる場所を確保しましょう。

後にスタッフを雇用することになった場合にも、一人になれるバックヤードは必要です。

以上をふまえても、小規模の漢方専門店であれば**10坪**ほどの広さがあれば可能だと思います（薬局の場合も、施設基準を満たすために10坪程度の広さが必要）。

ちなみに、漢方のスギヤマ薬局や成城漢方たまりの店舗面積は20坪程度で、3〜5名程度のスタッフが問題なく働けています。個人経営でスタッフの雇用も1〜2名程度であれば、10〜15坪ほどの広さで十分だと思います。

賃料は最大の固定費になります。広々とした立派な店舗も素敵ですが、想定するスタッフの人数に応じた広さを検討したほうがよいでしょう。

> **Point**
> - スタッフが1〜2名なら10〜15坪ほどの広さでも問題なく運営できる
> - 「商品を置く場所」「商品を準備する場所」「ゆっくり落ち着いて相談ができる場所」「バックヤード」を確保する
> - 相談スペースは快適さを追求する。漢方相談の質や顧客のリピート率に直結する重要なポイント

調剤機能の併設は、漢方薬局の経営安定につながるのか？

● 調剤薬局と漢方薬局

　経営者が薬剤師の場合、「できれば煎じ薬や調合した自家製剤を提供できる漢方薬局を開設したい」という声は多いです。ただ前述の通り、調剤設備を準備するとなると初期費用は跳ね上がり、規模にもよりますが数百万円のプラスを見ておく必要があります。

　そこで出てくるのが、開業後になるべく早く経営を安定させる（初期投資を回収する）ために「調剤薬局としての機能を併設するか否か」という問題です。

　ご存じのように、調剤薬局は医師の処方箋を受け、その内容を調剤して患者様に投薬したり、患者様の服用状況や副作用の有無を管理することができる専門職。**一定数の処方箋が持ち込まれる見込みがあるなら、経営の安定に大きく寄与する**でしょう。

　一方で、漢方薬局は医師を介在させずに薬剤師自身の判断で相談客に適正な漢方薬や生活養生を提供するのが仕事。保険が適用されない（自費）ため、お客様が支払う金額は高くなり、そのぶん納得していただけるだけの相談の質やお悩みを改善する結果が求められます。簡単ではありませんが、着実に顧客を増やせれば、**処方箋に依存せずにビジネスを行える**ようになっていくでしょう。

　私自身の経験からも、漢方相談だけで薬局経営を継続するにはかなりの努力が必要であるといえます。4章で紹介したように、顧客づくりの「種まき」として日々行っているSNS活用にも、相当な時間と労力がかかります。

　そのため、漢方相談の顧客がある程度増えるまでの間、処方箋調剤に

よって経営を安定させるのは一つの方法だと思います。

しかし、調剤薬局を開設したとして**処方箋が来る見込みがあるのか？あったとして対応できるのか？**　という問題があります。

例えば、駅の近くに店舗を構えれば、広域からの処方箋応需がそれなりに見込めるかもしれません。しかし、広域の病院からとなると、どこからどんな薬の指示が来るかわからないため、幅広い種類の薬を在庫する必要が出てきます。

大手チェーンの調剤薬局なら複数店舗で在庫を共有して対応できますが、個人薬局ではその都度近くの調剤薬局から購入したり、それでも用意できない場合は問屋から購入することになります。また、同様の処方箋応需が継続的に見込めなければ、購入した薬が不動在庫となるリスクもあります。

●関係の近いクリニックがある場合は、方針転換は慎重に

医師からのオファーを受けてクリニックの隣に薬局を開設できた場合は、**薬の種類がある程度限定されるため**在庫問題のリスクは低くなるかもしれません。ただし、今度は「**漢方薬局と調剤薬局のジレンマ**」を抱えることになります。

そのクリニックから多くの処方箋が持ち込まれ、オファーを受けて開局した以上、きちんと対応しなければなりません。そうなると、どうしても**処方箋調剤業務がメインの薬局になり、本来やりたい漢方相談に手が回らなくなってしまう**のです。まさに、私が漢方のスギヤマ薬局に戻った当初に抱えていたジレンマです。

実際に、経営安定化の恩恵と漢方相談業務に注力できないストレスの狭間で悩む漢方専門家は多いです。

ちなみに、漢方のスギヤマ薬局の場合は、この問題を解消するために「漢方相談専門」の本店の他に「処方箋調剤メイン」の駅前店（調剤専門の

■ 個人経営の漢方薬局における調剤機能の併設

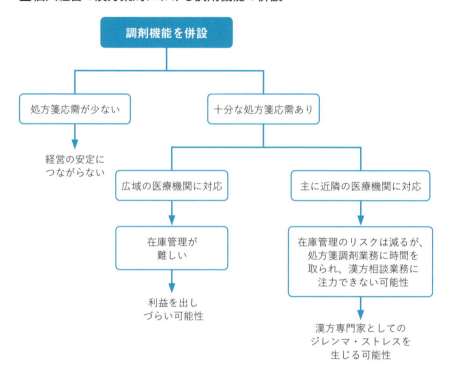

薬剤師が常駐）を作り、役割を明確に分けました。ただ、個人で独立するのにいきなり2つの薬局を作るというのは非現実的だと思います。

　処方箋調剤で来局する方を、漢方相談のお客様に変えていくという考え方もあるでしょう。しかし、近い関係のクリニックがある場合は、**お客様に漢方相談をすすめることが医師との関係性に不都合を生じてしまうリスク**もあります。
　例えば、つい患者さんに「西洋薬よりも漢方薬のほうが体に優しいですよ」などと話したことが医師に伝わって、心証を悪くしたり問題になることも考えられます。

「漢方のスギヤマ薬局は、処方箋調剤の患者様を漢方相談のお客様に変えたではないか」と思われるかもしれませんが、当店の場合は近隣のクリニックが閉院し、処方箋調剤に頼れない状況だったからこそ、思い切った施策を実行できたともいえます。

　例えば、調剤薬局として経営が安定している薬局が、漢方相談の機能を追加するというのは有効です。漢方相談の比率が少なくても経営的に成り立っているので、漢方相談機能が追加されたことをアピールしていけます（医師とほぼマンツーマンの状態で調剤薬局を経営している場合は前述のように注意が必要です）。

　非常に悩ましいところですが、漢方相談への思いが強く、個人経営を考えているのであれば、調剤薬局機能の併設はおすすめしません。医師からの調剤薬局開設への声がけがあった場合にも、事前にその医師とよく協議しておきましょう。

Point

● 調剤機能を併設した場合、「調剤用医薬品の在庫」と「初期コストの増大」の問題がある。特に広域からの処方箋応需の場合は在庫管理が難しく利益を出しづらい

● 調剤業務が増えると漢方相談に使える時間が減り、ジレンマやストレスにつながる

● 近隣クリニックとの連携ができた場合は、漢方相談の可否について医師と協議しておく必要がある

取り扱う漢方薬、商品（在庫）はどうすべきか

● **はじめはラインアップの多いメーカーから**

　店舗の場所や形式（薬店・薬局）を決めたら、漢方薬をはじめとした商品の仕入れについて考えることになります。最も悩むのは、「どこのメーカーの商品を仕入れるべきか」でしょう。

　日本の漢方薬メーカーは多岐にわたりますが、「**中医学系の漢方薬（正式には中成薬）**」と「**日本漢方系の漢方薬**」に大別できます。

　大手を選ぶのであれば、中医学系の漢方薬では**イスクラ産業**がトップメーカーでしょう。種類も豊富で、クオリティも申し分なく、中医学専門家のSNSでも頻繁に発信されているため一般消費者の認知度も高いです。SNSでの露出が多い冠元顆粒や婦宝当帰膠などの漢方薬や、板藍のど飴などの健康食品は人気が高く、店頭に置いておくだけでもよく売れます。

　日本漢方系のメーカーでは、**コタロー（小太郎漢方製薬）**や**ジェーピーエス製薬**、**クラシエ**などがメジャーでしょう。その他にも素晴らしい効果を持った漢方薬を取り扱う会社はありますが、**できるだけ多彩なラインアップ**を注文できるメーカーを選ぶことが重要です。

　ちなみに、処方箋調剤で使われる医療用漢方製剤ではツムラが高いシェアを誇りますが、それは漢方専門店で同じツムラの商品を在庫しても、処方箋調剤のほうにお客様が流れてしまうということでもあります。そのため、私の店では「**漢方専門店でしか取り扱いできない漢方薬**」を厳選して在庫するようにしています。

　それぞれのメーカーの漢方薬には得意分野があります。時には漢方専門家同士の会話で、「〇〇製薬の漢方薬は××系の効果に優れている」といっ

た情報を耳にするかもしれません。ただ、「よい」と聞いた漢方薬を片っ端からそろえようとしたら、契約メーカーも増えてしまいます。開業当初はまず幅広い商品をそろえるメーカーと契約し、**こだわりの在庫や契約メーカーを増やしていくのは経営が軌道に乗ってから**がよいでしょう。

● 会員店組織の入会金や会費も考慮

取り扱いメーカーを安易に増やすべきではない理由は、「**会員店組織への加入**」にあります。

例えば、イスクラ産業の商品を取り扱うためには中医学研究会に入会する必要があります。特定の漢方薬メーカーの商品は購入にあたって取扱店が加盟する会組織への加入を義務付けられていることが多く、入会すれば月会費や年会費がかかります（金額は月会費で3,000〜5,000円程度が多いです）。

いくつもの会員店組織に加入すれば、毎月の会費だけで数万円の出費になることもあります。**取り扱いメーカーを増やすことは過剰在庫にも直結**するので、優先度の高いメーカーを厳選しましょう。

また、取り扱いメーカーを絞ると、そのメーカーの商品を多く売ることになるため「**リベート**」が発生するメリットがあります。取扱額に応じて値引きしてくれたり、現金購入により代金の一部が返金されるメーカーもあります。条件の有無や内容はメーカーごとに異なるため、仕入れ先を検討する際にしっかりと確認しておきましょう。

● 問屋経由で購入することも可能

なお、会員店組織へ入会せずにできる限り多くの漢方薬を取り扱いたいという場合は、「**問屋**」**を利用する**方法もあります。ウチダ和漢薬、栃本天海堂など業界大手の漢方問屋からは、多くのメーカーの漢方薬や漢方系サプリメントを仕入れられます。

ただし、問屋での取り扱いがあるメーカーでも、一部の商品は会員店組織に入らないと仕入れられないケースもあるので、よく確認した上で検討してください。とはいえ、問屋経由であれば、会費を払わずに漢方相談に必要な商品を大抵そろえることができます。

　また、漢方薬局として煎じ薬を提供したい場合は、問屋から**生薬を仕入れる**必要があります（一般の漢方薬メーカーでの取り扱いはまずありません）。ウチダ和漢薬や栃本天海堂などは、自社で生薬の製造・販売をしています。

Point

- 漢方薬メーカーによっては商品を購入するために会員店組織への入会が必要な場合があり、会費の支払いが発生する

- 問屋と契約すれば、会員店組織に入会せずに多くのメーカーの商品を仕入れることができる（一部、入会しないと購入できない商品もある）

- 煎じ薬を扱いたい場合は生薬を問屋から仕入れる

Column

煎じ薬のメリットとデメリット

　前述した通り、乾燥生薬を自分で分包して作る「煎じ薬」は基本的には「調剤」にあたるため、漢方薬局でのみ取り扱いが可能です。薬店での運用は、できないことに注意しましょう。

　煎じ薬のメリットは、オーダーメイドの漢方薬を用意できることや、構成生薬の細やかな調整ができることです。ただし、現在流通している漢方薬には散剤や錠剤、丸剤など様々な種類がありますが、いずれも非常に優れた効果を発揮します。

　漢方のスギヤマ薬局では煎じ薬も使ってはいますが、「煎じ薬でないとお客様の病気を治せない」とか「煎じ薬が最も効果が高い」という認識にとらわれる必要はないと考えます。

　そして残念ながら、煎じ薬は他の剤形に比べてお客様のリピート率が低いというデメリットもあります。服用時に煎じる手間がかかること、匂いや味に抵抗を感じることが最大の理由でしょう。

　漢方薬を提供する上で大事にしなくてはいけないのは、「お客様の服薬コンプライアンス」です。どんなに優れた漢方薬であっても、お客様が服用を続けてくださらなければ効果を発揮できません。

　繰り返しになりますが、煎じ薬が使えないからといって漢方専門店としてお客様のお悩みに向き合えない、ということはありえませんので安心してください。

開業にはどれくらいの資金が必要？

● 支出のシミュレーションは厳しく想定

　漢方専門店の開業にあたって最も大きな問題となるのが、資金調達でしょう。「近隣に競合する店舗はないから、なんとかなるだろう」「健康志向が高まっているから漢方専門店は話題になるだろう」といった漠然とした皮算用は問題外。**オープンしてしばらくお客様が来なかったとしても店を続けられるのか**、シビアにシミュレーションしておく必要があります。

　まず、売上に関係なく確実に発生する固定費と諸経費を見積もっておきましょう。薬局や薬店において発生する主な固定費は以下の通りです。

■薬局・薬店の共通する主な固定費

家賃	店舗の賃借費用
人件費	薬剤師・登録販売者・パートや受付スタッフなどの給与
水道光熱費	電気、水道、ガスなどの料金
通信費	インターネットや電話の料金
保険料	事業用保険、労災保険、健康保険など
設備維持費	・ITシステム・POSシステム・クラウドレジなどのメンテナンス費用 ・ウェブ会議システム（Zoomなど）やクラウド会計ソフトなどの有料プランを契約した場合はその利用料 ・処方箋調剤を行う場合はレセプト作成用PCやシステムの導入費、更新費
ライセンス・許可、会員店組織の会費など	・会員店組織の月会費・年会費 ・認定資格の更新にかかる費用が発生する場合がある
在庫維持費	商品の在庫管理費用
広告宣伝費	チラシ、看板、オンライン広告などの費用

これらの他に、白衣のクリーニング代、店舗清掃、メンテナンス代など突発的な支払いが発生することも考慮しておきましょう。

また、漢方薬の原価なども各メーカーによって異なり、発注量に応じて値引き率が変わるケースがあります。契約前に必ず確認してください。

一般的に、店舗を賃借した上で調剤（漢方）薬局をゼロから作ろうとしたら、500万〜1,000万円程度の資金が必要になるでしょう。調剤室や調剤棚など、施設基準を満たすために必須のものが数多くあります。薬店は大きな工事を必要としない場合も多いので、工夫次第では薬局よりも開業のコストを大幅に減らせると思います。

「オンライン相談を主体とする薬店」であれば、さらに初期コストを抑えられるかもしれません（ただし、オンライン相談に特化した漢方専門店は、ある程度の実績や知名度がないと厳しいです）。

また、コストカットばかり優先していると、夢の実現であるはずの店舗の開設や運営がストレスに変わってしまいます。自分がどんな店舗を構えたいのか、**譲れないポイントなども大切に**しながら、実現可能な方法を探りましょう。

開業資金については、「金融機関から融資を受けてもよいか？」という質問も多くいただきます。確かに信用保証協会融資、プロパー融資、日本政策金融公庫からの融資などの方法はありますが、私個人の意見としては、（会社の体力にもよりますが）**1年以内に黒字化できるという目算がない限り、借金はせず自己資金で用意する**ことを強くすすめたいです。

あるいは、収入が十分にない時でも返済が滞らない程度の借り入れ金額にとどめる。借金で首が回らないような状況で、冷静に漢方相談ができるとは思えないからです。1年程度収入がなくてもやっていけるくらいの自己資金を用意してから開業に向けて動くほうがよいかもしれません。

詳しくは後述しますが、成城漢方たまりは、様々な経緯からクラウド

ファンディングという方法で資金を調達することになりましたが、その案が出るまでは私の自己資金をあてるつもりで準備していました。

Point

- 開業資金計画は、できるだけリアルにかつ厳しくシミュレーションしておく

- 薬店と薬局でかかる開業コストが異なる。予算や目的を考えながらベストなほうを選ぶ

- 基本的に借り入れはせず、1年間ほど無収入でも店舗運営ができるくらいの余裕を持ってからスタートするのが望ましい

Break time

資金調達と広告を兼ねた
クラウドファンディング

●「信用」を「期待」につなげる

　店舗のオープンには、やはりそれなりの金額がかかります。実は、成城漢方たまりは、私のオンラインサロンのメンバーからのアドバイスがきっかけで、**クラウドファンディング**を行いました。

　クラウドファンディングとは、個人や団体がインターネットを通じて資金を募る手法です。通常、プロジェクトやアイデアを持つ人が、クラウドファンディング専用のプラットフォームにキャンペーンを立ち上げ、目標金額や期限を設定。そのプロジェクトに興味を持った支援者が、金銭的な支援を行います。

　目標金額に達するとプロジェクト実施が決まり、支援者にはリターンとして特典や製品が提供されることが多いです。クラウドファンディングは、**スタートアップやクリエイティブなプロジェクトの資金調達手段**として広く利用されています。

　漢方専門店のクラウドファンディングは珍しいかもしれませんが、私や成城漢方たまりのメンバーには万単位のSNSフォロワーがいます。**各々の「信用」が集まり、それが「期待」につながる**のではないかと考えました。マーケティング戦略において、「認知」と「信用」を集めることは欠かせません。

●ファンを巻き込んで盛り上がる

　ただ、このクラウドファンディングは開業資金の調達というよりも、「成城漢方たまりの存在をより多くの人に知っていただく」という**広告的な目的が強い**ものでした。

5章 漢方専門家の独立・開業は大変ですか？

175

通常、新しく店舗をオープンする場合は、広告費をかけてアナウンスします。しかし、成城漢方たまりは漢方に関心のない人の興味を引きたいというより、すでに漢方薬を使っていたり東洋医学に馴染みがある人に知ってもらい、ファンになってもらいたいお店です。

　漢方・中医学業界は決して広くありませんが、「今までにない新しいスタイルの漢方専門店」というコンセプトや、実力はもちろん業界内での知名度もある漢方専門家がそろっているといった特徴は、かなり話題になると予測できました。そのため、あえて**ファンを巻き込んで盛り上がりを作れる**ようなクラウドファンディングに挑戦しました。

● 開始早々、目標金額の100万円に到達！

　とはいえ、目標金額を達成しないと支援金を受け取れません（1円以上の支援があれば達成したものとされる形式もあります）。私も初挑戦のため、どれほどの応援をいただけるかは未知数。オンラインサロンを始める時と似た心境になりました。

　オンラインサロンは集まる人数が少なくても特に失うものはありませんが、クラウドファンディングはそうはいきません。応援してくださる方々のためにも、目標を達成する必要があります。

　「目標金額をいくらに設定するか？」——今井店長やメンバーたちと慎重に話し合って「100万円」に決定。プロジェクト開始後は、既存のお客様やオンラインサロンのメンバー、友人の先生方などの力を借りながら、支援を呼びかけました。そして最終的に、目標金額を大幅に上回る約340万円もの支援をいただくことができました。

　手数料の20％程度をクラウドファンディング運営会社に支払っても300万円近い支援金が残り、店舗の内装工事費、商品在庫の支払いなどを賄えました。

■成城漢方たまりの開業にかかった主な費用

店舗内装工事	90万円
店舗機材・インテリア	80万円
仕入れ	100万円
その他、諸経費	20万円

　そして、もう一つの目的「成城漢方たまりを知っていただく」ことについても、開店後に各メンバーのファンの皆さまが集まり、応援してくださいました。あるメンバーのお客様が「成城漢方たまり」チームを通して他のメンバーのことも知り、新たなファンになってくださるといった広がりも生まれています。

漢方ビジネスで効果の高い宣伝・広告とは？

● SNS主体の時代でも、店舗のウェブサイトは必ず作る

　現在、漢方のスギヤマ薬局や成城漢方たまりでは、集客や広告に関してSNS以外の媒体はほとんど使っていません。集客のツールは、インターネットを介したものがほぼ100％の状況です。

　SNSについては4章で解説しているので、ここではウェブサイトとその他のツールについて紹介したいと思います。

　まず、**店舗ウェブサイトは必ず作成**しましょう。漢方専門店に限らず、昨今はSNSでお店を調べる人が多いので、ウェブサイトをあまり重視しない人もいるかもしれません。確かに、店舗もしくは漢方専門家個人のSNSアカウントが集客の主軸になる場合が多いでしょう。

　ただ、店舗のウェブサイトを作ることは「**信頼性**」という点でとても有効です。サービス内容や料金の目安、店舗やスタッフのプロフィールなどの基本情報とともに、内観写真など店舗の雰囲気が伝わるようなウェブサイトにすることで、新規のお客様に安心感を与えることができ、相談へのハードルも下がります。

　SNSでは常に新しい情報が表示され、古い情報は下に流れていくため、検索しづらい難点がありますが、店舗ウェブサイトであれば過去に発信した情報も閲覧しやすいように整理して表示できます。私のお客様にも、何年も前に書いたブログ記事をきっかけに来てくださった方が少なくありません。

　他にも、予約受付ページや問い合わせフォーム、店舗からの連絡事項、事前に知っておくと安心な情報（漢方相談に臨む際の注意事項、服用中の

相談方法など）などを掲載しており、これによりお客様の利便性の向上や、トラブル防止にもつながっていると思います。

● 顧客向けには紙のダイレクトメールが効果的

漢方のスギヤマ薬局でも成城漢方たまりでも、主要な情報発信ツールはSNSですが、**すでに顧客となった方には紙のダイレクトメールを毎月発送**しています。内容は、その時期に多いお悩みへの対策法、用いる漢方薬の紹介などが中心。印刷費や送料、マンパワーも必要になりますが、特に**電子媒体に目を通す習慣のないお客様**に好評です。

紙のダイレクトメールの利点は、なんといっても**手元に情報が残る**ところです。もちろん、デジタル情報も保存やブックマーク機能で残せますが、「役立つと思った記事を保管し、時期になったら読み返す」というお客様が多いのは明らかに紙媒体です。

私は絵心もなく、文字がきれいなわけでもないので、文面はパソコンで作成していますが、漢方専門家の中には味のある手書きのダイレクトメールを作る人もいます。こうした**自分の「色」を出す**上でも、紙媒体は一役買ってくれるでしょう。

● 有料広告についての考え方

SNSを通じて企業や個人レベルで情報発信ができる時代ですが、有料での広告出稿を検討することもあるでしょう。漢方専門店の広告というと、昔ながらの紙のチラシのイメージもありますが、最近ではターゲットを細かく設定したSNS広告も多いです。少額でできるものから試してみるのもよいでしょう。

ただし、広告は電子媒体でもリアルでも、ある程度継続して実施する必要がありますし、広告を出したからといってすぐに効果が表れる（お客様が増える）とも限りません。**数か月程度は継続するつもりで予算を立てる**ことが大切です。

タウン誌の広告欄やラジオCM、看板広告などの媒体もありますが、その効果は地域性などによって大きく変わります。どの媒体で、どのような広告を出すのかは、慎重に判断しましょう。

また、広告を出す際には、いくつかのポイントがあります。

■有料広告を行う時のポイント

- 宣伝する商品やサービスと親和性が高いターゲットに向けて発信する
- 広告に対する反応がよかった層に絞って、再度広告する
- 広告の間隔を空けすぎない
- 少なくとも3回以上、広告を出す

広告を出して反応の良し悪しが見られたら、反応のよかったターゲットに集中して再度広告を出します。その際、前回の記憶が残るうちに次の広告を出すことが大事です。

情報を繰り返し伝え続けることには、関心や好感度を高める効果があるとされ、広告では消費者への「接触回数」が重視されています。理想的な回数については諸説あり、一般的に3〜7回が最適とされていますが、私自身は、まず3回実施して広告の効果を検証するのがよいと考えています。

■広告の接触回数における法則

3回の法則 （スリーヒッツ理論）	消費者が広告を少なくとも3回見ることで、その内容やブランドを認識しやすくなり、広告効果が表れるとする理論。1回目は認知、2回目は理解、3回目で行動に移る準備が整うとされている
7回の法則 （セブンヒッツ理論）	消費者が広告に7回接触することで、その商品やサービスへの認知度が高まり、広告メッセージが定着しやすくなるという理論

いずれにせよ、広告の有効性を上げるには、ある程度の金額が必要です。

そのため、開業直後で資金的な余裕がないうちは無理に広告を出さず、SNSを活用して無料で認知を広げることも大事な戦略の一つだと思います。

なお、広告でサプリメントや医薬品を紹介する際は、**薬機法に抵触しないかどうか十分に確認**しましょう。医薬品に表記されている以外の効能効果を記載したり、サプリメントや健康食品で効能効果を謳ったりすることには問題がありますので、表現ルールについてしっかり確認しておきましょう。

Point

● 顧客の信用を得たり、必要な情報を伝えるために、店舗ウェブサイトは作ったほうがよい

● 紙のダイレクトメールは電子媒体に触れる機会の少ないお客様に有効。物理的に手元に残るため読み返してもらいやすい

● 広告の有効性を高めるためにはターゲットを絞り、まず3回行う

● 継続が前提となる広告は、経営に余裕がないうちは無理に行う必要はない

顧客情報や薬歴を管理する際の注意点

●薬歴の記録は紙でも電子でもOK

　漢方相談では、お客様から聴き取った話をもとに薬歴を作成します。氏名や連絡先などの基本情報に加え、お悩みの症状や既往歴、服用中の薬や弁証論治に必要な情報、2回目以降の相談であれば使用した漢方薬や経過などを記録します。

　薬歴には紙のものと電子のものがあり、どちらにもメリット・デメリットがあります。また、店舗の規模や使う人（漢方専門家）によっても、向き不向きや好みがあるでしょう。

■紙薬歴と電子薬歴のメリット・デメリット

	紙薬歴	電子薬歴
メリット	・すぐに書き込める手軽さ	・保管の場所を取らない ・遠隔地からも確認できる
デメリット	・保管場所を取る ・汚したり紛失したりする可能性がある	・PCの故障や通信環境の不具合などにより、閲覧できない場合がある ・データの破損や流出などの可能性がある

　電子薬歴といっても、個人店であればExcelやWordなどの基本的なソフトで作成し、Dropboxなどのオンラインストレージサービスを利用すれば経費をかけずに導入可能です。ただ、顧客数がそれほど多くないうちは、紙薬歴のほうが扱いやすかったりもするので、使う人の好みで選んでかまわないと思います。

■薬歴簿に記載する顧客情報

- 氏名
- 住所
- 電話番号
- メールアドレス
- 生年月日
- 妊娠歴
- 既往歴
- 弁証論治の経過（体質や病状、治法の経過）
- 併用している医薬品やサプリメント
- 現在提供している医薬品やサプリメント
- 今後の改善計画

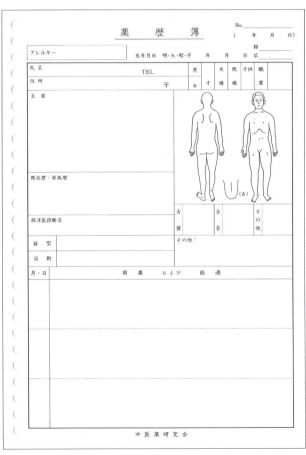

協力：中医薬研究会

相談の際に**お客様の趣味嗜好や性格、苦手なもの**などをうかがうことがあれば、それらも薬歴簿に追記しておくとよいでしょう。次回以降の相談時に役立ちます。

●次回の相談までの顧客フォロー

漢方相談の間隔は、15日〜1か月くらいが多いです。お客様は次の相談までの間に、**漢方薬の使い方や症状の経過について疑問や不安**を感じることもあります。そのため、お客様が帰られてから次回来店されるまでのフォローも重要です。

例えば、「風邪を引いてしまい病院で薬をもらったが、これは今飲んでいる漢方薬と一緒に服用しても問題ないのか？」「服用期間中に体調を崩してしまった。どのように対応すればいいのか？」など、お客様が疑問や不安を感じた際には迅速に対応したいところです。

そのためのツールとして、私はLINE公式アカウントを活用しています。何かトラブルがあった場合に、問い合わせる手段が電話しかないと、お客様が遠慮してご連絡いただくのが遅くなる可能性があります。メールで受け付けることもできますが、店舗のアドレスには顧客問い合わせ以外の連絡も来るため、忙しい時間帯だと返信が遅れたり、漏れてしまうことがありました。

その点、LINE公式アカウントにはお客様からの連絡しか入りません。返信したかどうかも一画面ですぐに確認できて対応漏れを防ぎやすく、スマートフォンから自分のタイミングで返信可能です。お客様としても**LINEでの連絡は心理的なハードルが低く**、私からの回答を直接受け取れる点もメリットだと思いますし、**「何かあったらすぐに話を聞いてもらえる」という安心感**を持っていただけると考えています。

LINE公式アカウントやメールなどでいただいた問い合わせは、対応内容も含めて薬歴に記載します。次の来店時に「先日のLINE（メール）の後、いかがでしたか？」と経過を確認しやすくなります。

また、LINE公式アカウントの場合は、PCを介して店舗のスタッフと情報共有することも可能です。

> **Point**
>
> - 薬歴は、紙と電子のどちらも一長一短があるので、店舗の規模や性質、好みで決めてよい
> - 必要な情報はできるだけわかりやすく、詳細に記録し、他のスタッフも理解できるようにしておく
> - お客様が疑問や不安を感じた際に気軽に質問できるツールが必要

「独立」のタイミングは集客の見込みで判断

● サービス提供時間と客単価を考える

「いつか独立して自分の漢方専門店を開きたい。どのタイミングが最適ですか？」——漢方業界に身を置く方や、漢方専門家を目指している方からはほぼ100％いただく質問です。

結論からいうと、「開業と同時に顧客が来ることが見込める状況になったら」です。「開業」するだけならいつでもかまいません。ただ、大事なのは店舗経営を継続していけるだけのお客様が来てくれることです。

漢方専門店は、「開けていれば、お客様が来てくれる」業態ではありません。スタート段階から、来店が見込める顧客の存在が欠かせないことを認識しておきましょう。

まず、漢方専門店の主な業務である漢方相談は、「サービス提供時間」と「客単価」（開店前は目標値）を考える必要があります。

3章で述べたように、私は初回の漢方相談は1時間、2回目以降の相談は30分の時間を取っています。漢方専門店や漢方専門家それぞれが適正と考える相談時間を設定すればよいのですが、私自身はこれくらいの時間が必要だと考えています。

相談時間を設定した上で考えるのが、一人あたりの客単価です。漢方相談は、専門知識を用いてお客様のお悩みに対して適切な漢方薬を用意するのはもちろん、生活養生法、場合によってはダイエットや筋力トレーニングのメニューまで作ることがあります（私も必要があればすべて作成しています）。

さらに、時にはお客様の人生の悩みにも向き合ったカウンセリングも必

要になります。もちろん、実際に表れている症状や健康に関するお悩み以外にまで対応することには、専門家によって様々な考え方があるでしょう。

ただ、私自身は「漢方相談は、健康相談であり人生相談」であり、それができて初めてお客様からの信頼を得られると考えています。そして、信頼関係が構築されていれば客単価は自ずと上がっていきます。

漢方相談では、お客様の症状の改善に必要だと考えて漢方薬を用意しても、「価格が高い」と難色を示されたり、購入に至らないこともあるでしょう。そのような時、漢方専門家は「お客様から自分への信頼が、まだそこまで高くないのだ」と認識して、自身の提供するサービスを見直す必要があると思います。

●1日の漢方相談の枠数と売上を考える

サービス提供時間と客単価を定めたら、**1日に用意できる漢方相談の枠**とそこで得られる客単価を計算します。月にどれくらいのお客様が来店してくだされば店舗の経営が成り立つのかを算出するのです。

例えば、一人で運営するとして、客単価が1万5,000円としましょう。ちなみに、私自身は漢方専門店の**平均的な客単価が1万5,000円くらいあれば悪くはない**かな、という認識です（客単価が1万円以下というのはかなり厳しいと思います）。

そして、1か月あたりの必要経費（固定費や諸経費など）をざっくりと設定して計算します。

■主な必要経費

家賃	15万円
水道・光熱費	5万円
その他諸経費	5万円
合計	25万円

さらに、漢方薬の原価をこれまたざっくり客単価の50％とすると、1件の漢方相談で得られる利益は7,500円となります。
　仮に、あなたが月に40万円くらいの給料がほしいと思った場合、何件の漢方相談を行う必要があるでしょうか？

■希望する給料を得るために必要な相談件数の試算例

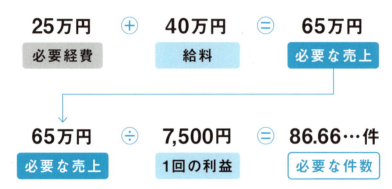

　かなり大まかな計算ですが、1か月に約86件の漢方相談が必要です。月に100件の相談を行ったとしても給与は50万円くらい、ということになります。店舗経営をしていれば、他にもメンテナンス費用や予定外の支出もあるので、かなり多めに見繕ってこれくらいの数字です。

● 目標の相談件数を取れる見込みはあるか？

　では、今あなたが漢方専門店を開店したとして、これだけの相談件数を取れる見込みは何％くらいあるでしょうか？　80％や90％と答えられるようなら、独立を検討してもいいかもしれません。
　しかし、「そんなのわからない」「見込みはないけれど100件くらいなら、なんとかなるのでは？」と具体的な根拠もなく楽観的に考えているのであれば、独立はやめたほうがいいでしょう。そんなに甘い業界ではありません。お客様になってもらえる見込みが最低50件以上ない限り、経営は成り立たないと考えていいでしょう。

「客単価を上げれば、客数が少なくても大丈夫では？」という考えも危険です。ベテランの漢方専門家でも客単価が2万円を超える人はそれほど多くないと思います。例えば、独自の漢方薬の出し方で難病を治療するといった唯一無二の特徴などがあれば客単価を高額に設定できますが、それも経験と知識あってのものですよね。

　では、見込み客はどうすれば得られるのでしょうか。理想的なのは、漢方専門店で働き、知識や経験を積むとともに、丁寧な接客や漢方相談により顧客からの信頼を得ていくことです。同時にSNSで漢方専門家としての発信を行い、自分のファンを獲得していくことも必要でしょう。

　漢方相談客は、店舗ではなく人に付くものです。あなた自身に信頼を寄せるお客様は、独立とともに付いてきてくれる可能性は高いです。この点は美容師やフィットネストレーナーなどの専門職と似ていると思います。独立にあたりお客様が付いていくことは、時に勤務先との不和を生むかもしれませんが、最終的にはお客様の意思によるものなので禁じることはできないでしょう。トラブルを避けるためにも、常に誠実に仕事に取り組むことが大切です。

Point

● 希望する収入を設定し、固定費や経費をできるだけ詳細にシミュレートして必要な客数を算出する。その数の80〜90％を取れる見込みがあれば独立を検討

● 漢方相談の経験を積みながら、SNSの情報発信も積極的に行い漢方専門家としての自分の認知を広げる

● 日々の漢方相談を丁寧に行い、お客様の信頼を獲得してファンを増やす

オンラインのみの漢方相談はできるのか？

● **オンライン相談の導入は必須**

「漢方相談をオンラインでやりたいです」——最近、コンサルティングの際にこうした希望をされる方は多いです。コロナ禍を経て、現在ではオンライン診療も珍しいものではなくなってきました。

私自身は、10年ほど前からオンラインでの漢方相談を導入しています。「遠方で来店できないが、漢方相談を受けたい」という方のニーズに応対するべく始めました。Skypeというツールを使っていますが、パソコンの機能向上とともに音声や映像も非常にクリアで、対面での相談とほぼ変わらないクオリティで行えるようになっています。

これからの**漢方専門店において、オンライン相談の導入は必須**だと思います。高齢化にともない、歩行や移動に困難を抱える人が増えていきます。そうした方々にこそ漢方薬や生活養生を提供する必要があり、オンライン活用の意義は大きいはずです。また、オンライン相談の割合が増えれば、店舗や内装にかけるコストの削減も可能でしょう。

● **オンラインのみの漢方専門店は難しい**

では、「オンラインだけで漢方相談ができるのか？」というと、私はNOだと思います。

確かに、オンラインだけで相談を完結させることは可能です。ただし、それはすでにお客様との間に信頼関係ができていたり、その漢方専門家や漢方専門店の認知度が高いことが条件になるでしょう。

よく知らない漢方専門家が「完全オンラインで漢方相談をお受けします。実店舗はありません」と言ったところで、あなたはその人に相談する

でしょうか？

　漢方相談という仕事や漢方専門店には信頼が必要であることは、ここまで繰り返し述べてきました。その信頼は、やはりきちんと店舗を構え、「ここをベースに漢方相談をしています」という状況があってこそ成り立つと思います。

　オンラインでの漢方相談もするが、必要に応じて対面でのやりとりもできることは、安心感につながります。そのため、**漢方相談は店舗でもオンラインでもお客様のニーズに応じて選んでいただける**状況がベストだと考えます。

　もちろん、オンラインのみで漢方専門店を開業すれば初期投資も格段に抑えられるでしょう。しかし、最近は薬店でも開設許可が厳しくなってきており、「マンションの一室」のような場合は店舗として認められなくなっています。これは自治体によっても異なるので、実際に検討している方は出店希望地域の自治体（保健所）にて確認してください。

Point

● オンライン相談は、これからの漢方相談において必須の機能

● オンラインのみの店舗運営は信頼獲得の面で難しいため、実店舗も構えたほうがよい

● 顧客のニーズに応じて、対面相談とオンライン相談のいずれにも対応できるのが理想的

個人事業主か、法人か？
株式会社か、合同会社か？

● 会社設立当初の売上は？

　本章の冒頭で、合同会社を設立した話をしました。会社設立後にまず行ったのは、「漢方のスギヤマ薬局で（雇用者として）すること」と「自分の会社ですること」をしっかりと整理することでした。それまで、漢方のスギヤマ薬局からもらう給料と、書籍の印税や講演料などの副収入の合計が所得となるため、確定申告が必要でしたが、会社設立後は、薬局からの固定収入以外に得た報酬はすべて私の会社に入るように整理。

　副業の収益だったものを法人の収益として一元化することで、個人の確定申告をする手間が省けますし、自分が得た収入について管理しやすくなりました。

　これは個人事業主でも問題なく行えますが、SNSの発信に関する費用など、法人のほうが経費として計上しやすいメリットもあります。

　当初の仕事の種類はさほど多くなく、具体的な収入は以下の通りでした。

■ 合同会社の売上として計上するもの

- 漢方専門店舗のコンサルタント収益
- 依頼講演や自ら開催したセミナーの講師料や収益
- 各種SNS（note、Voicyのプレミアムメンバーなど）の収益
- 書籍の印税

　当初の収入は、個人事業主でも特に問題ない程度でしたが、前述のオンラインサロンの立ち上げが、その後、大きな収益として舞い込むことに

なったため、結果的に法人にしたのは正解でした。

●**起業のスタイルは事業の規模や目的により選択**

「個人事業主か、法人か」「株式会社か、合同会社か」——独立や会社設立にあたってはいくつかの選択肢があります。私の場合は、法人と合同会社を選択したのですが、各々の違いについて簡単にまとめておきます。独立を検討されている方の参考になれば幸いです。

■**個人事業主と法人の比較**

	個人事業主	法人（株式会社、合同会社）
特徴	• 法人格なし。個人として事業を行う • 開業届を税務署に提出して開業する • 所得税法に基づき、個人の所得として課税される	• 法人格あり。法律で人と同じ権利・義務を認められた組織として事業を行う • 設立には登記の手続きが必要で、費用がかかる • 法人税法に基づき、法人の所得として課税される
メリット	• 設立手続きが簡単、設立費用もほとんどかからない • 経営方針や事業の変更が容易で自由度が高い • 法人に比べて会計処理が簡便で、税務申告も比較的簡単 • 利益の即時使用が可能で、事業の利益を個人で自由に使える	• 法人格があるため、社会的信用力が高く、大規模な取引をしたり、融資を受けやすい • 法人税率が一定であるため、所得が増えても個人事業主に比べて税負担が軽減される場合がある • 株主や社員は出資額の範囲内で責任を負い、個人の財産は守られる（有限責任） • 社会保険や退職金制度などの福利厚生を整えやすい
デメリット	• 法人に比べて社会的信用力が低く、大規模な取引や融資が難しい場合がある • 所得税率が適用されるため、所得が増えると税負担が重くなる • 事業の債務に対して個人が無限責任を負う • 社会保険や退職金制度などの福利厚生が充実していない	• 設立時の手続きが煩雑で、費用がかかる • 法人としての会計処理が複雑で、専門知識が必要 • 利益は法人のものであり、使うためには適切な手続きが必要 • 経営の透明性が求められ、決算公告などの情報開示義務がある

設立の手続きが簡単で自由度が高いのは**個人事業主**ですが、信用力や税

負担、責任の面でデメリットがあります。一方で**法人**は信用力が高く、税負担が軽減されることがありますが、設立時の手続きや会計処理の複雑さ、利益の使用の制約などがあります。事業の規模や目的に応じて、適切な形態を選ぶことが重要でしょう。

■株式会社と合同会社の比較

	株式会社	合同会社
資本金	・設立時に1円以上の資本金が必要 ・株主の出資により資本金が構成される	・設立時に1円以上の資本金が必要 ・出資者（社員）の出資により資本金が構成される
所有と経営の分離	・株主が所有し、取締役が経営を担当 ・株主総会で重要事項を決定し、取締役会が日常業務を行う	・出資者（社員）が所有し、経営も担当 ・社員全員が経営に参加することが可能
設立手続き	・手続きが複雑で、費用も高い（登記費用、定款認証費用など） ・公証人による定款の認証が必要	・手続きが簡便で、費用も安い（登記費用のみ） ・公証人による定款の認証は不要
株式の流通性	・株式を発行し、株式市場での売買が可能 ・株式の譲渡が比較的自由	・株式は発行せず、出資持分の譲渡は社員の同意が必要 ・株式市場での売買は不可能

大企業や上場企業に多い**株式会社**は、資本調達や社会的信頼が求められる大規模な事業に適しており、所有と経営が分離されています。一方、**合同会社**は設立手続きが簡便で、所有と経営が一体化しているため、小規模な事業や柔軟な経営を求める企業（スタートアップなど）に適しているといえます。

私の場合、個人事業主でもまったく問題はありませんでした（法人設立にはお金もかかるので、先輩経営者からは「まずは個人事業主からでもよいのでは？」と言われました）。ですが、会社とプライベートをきっちり分けたかったのと、「法人にしたメリットが出るくらいの事業規模に到達するぞ！」と自分の背中を押す気持ちもあって法人化を選択しました。

また、自分以外にスタッフを雇うことは考えておらず、株式会社にするメリットを感じなかったため、合同会社にしました。現在も、合同会社にしたことによる不利益は感じていません。

> **Point**
>
> ● 事業の内容や規模、将来の展望をふまえて、個人事業主、法人（株式会社、合同会社）などの起業スタイルを決める

仕事に専念するためにも事務手続きはプロに依頼

●**時間をかけて不完全な結果となるくらいならプロに依頼**

「会社の立ち上げなんて大変そう……」と思う人も多いでしょう。私の場合は友人から税理士や行政書士の先生を紹介してもらったおかげで、意外とスムーズにスタートできました。

一人会社や個人事業主の場合、経理などの主たる業務以外の仕事について「自分でできることは、自分でやるべき」と言う人もいます。確かに、確定申告をはじめ税務処理や行政への届出、給与管理などを自分で行うことは可能です。そうした知識に詳しく、負担に感じないという人もいるでしょう。

しかし、後々のトラブルや事務処理にかかる手間や時間を考えると、税理士や行政書士、社会保険労務士などのプロに代行してもらったほうがよいと思います。**素人が時間と労力をかけて不完全な結果となるよりも、委託することでできた時間を自分のビジネス拡大のための時間に充てたほうが有益**ではないでしょうか。

私は合同会社の設立にあたり、財務に関しては税理士、各種届出に関しては行政書士にサポートしてもらいました。また、会社の拡大とともに従業員を雇用するようになったので、現在は社会保険労務士に給与、賞与、年末調整などの処理や助成金の提案などもしてもらっています。

税理士とは、毎月顧問料をお支払いする形で契約を結び、行政書士と社会保険労務士は必要がある時のみ単発で依頼しています。

ここでは、私の経験に基づき、税理士や行政書士、社会保険労務士と契約するメリットについてまとめておきたいと思います。

●税理士に依頼するメリット

・ 税務の専門知識

　税制度は頻繁に変わります。また、昨今は個人事業主や小規模法人が利用できる補助金などの制度も多くあります。税理士は最新の税制度に精通しているので、経営に有益な情報を提供してもらえます。

・ 節税対策

　実際に税理士と契約して感じたのは、法律に基づいた節税対策を提案してもらえるありがたさです。プロのアドバイスにより、税負担を最低限に抑えられます。自分の解釈で経費などを処理していると、税法に抵触してしまう場合もあり、**合法的に税金を減らす方法をとれる**のは大きなメリットといえるでしょう。

・ 正確な会計処理

　当然ですが、正確な会計処理を行ってもらえるので、税務調査や監査があってもペナルティを科されない安心感があります。

・ 信頼性の向上

　税理士の監査を受けた財務諸表は信頼性が高いため、金融機関や取引先からの信頼を得やすくなります。

　ミニマムな会社経営を行っている時は税理士に依頼するメリットを感じにくいかもしれませんが、そのぶん支払う報酬も少なくすむはずです。会社の規模拡大とともに税理士報酬も増えますが、それは当然のことだと思いますし、お任せしている安心感は他に代え難いものがあります。

●社会保険労務士に依頼するメリット

　ビジネスをする上で欠かせない労務管理については、社会保険労務士に相談します。

- **労務管理の専門的サポート**

　社会保険労務士からは、労働基準法や社会保険に関する複雑な規則にのっとって、会社の労務管理を適切に行うためのサポートが受けられます。社員の有給休暇や残業などの管理を経営者自らがやるケースもありますが、**誤認や見落としなどがあると、将来的に問題となる可能性が高いた**め、専門家に相談することをおすすめします。

- **給与計算や社会保険手続きの効率化**

　複雑な給与計算や社会保険手続きを専門家に任せることで、正確で迅速な処理が可能になります。事務作業の負担が軽減されることは大きな利点です。

　また、労務や給与の処理におけるミスは、スタッフとの信頼関係に亀裂を生じかねません。その点での安心感もあるでしょう。

- **労働問題の予防と解決**

　口約束だけのいい加減な労務管理は危険です。専門家が入ることで、「言った」「言わない」のような労務トラブルの発生を防ぎ、万が一問題が起きても迅速かつ適切に対応してもらえます。

- **法令遵守の確保**

　社会保険労務士は最新の労働法令に精通しており、法令違反を防ぐためのアドバイスを提供してくれます。たとえ経営者側に悪意がなくても、労務上の法令違反は罰則や訴訟リスクにつながる可能性があります。

- **労働環境の改善**

　昨今は「働き方改革関連法」が施行され、労働環境の改善を目指す企業が増えています。社会保険労務士に相談することで、法令に違反しないのはもちろん、適切な労働環境を整備できるでしょう。働きやすい職

場づくりは、従業員の満足度やモチベーションの向上に直結し、生産性にも影響します。

- **利用可能な補助金・助成金などについての助言**

　個人事業主や中小企業には、国や地方自治体からの様々な助成・支援制度があります。アナウンスされてはいるものの、個人でこうした情報をくまなく把握するのは簡単ではありません。

　社会保険労務士から、**利用可能な補助金や助成金**などを教えてもらい、**申請手続きのサポート**を受けられるとビジネス上の大きな助けになります。

●行政書士に依頼するメリット

起業や法人化をする際に欠かせないのが行政書士です。個人的には、行政書士を通さないリスクは非常に大きいと思います。

- **法務手続きの代行**

　法人設立や店舗の開業にあたっては、様々な**書類の作成や役所での許可申請手続きや開業届の提出**などが必要です。行政書士にこれらの代行を依頼することで、スムーズに進められます（会社の登記申請は司法書士に依頼）。特に初めて起業する場合は心強いでしょう。

- **法律的なアドバイス**

　行政書士からの企業運営に関する法律的なアドバイスにより、トラブルを未然に防げます。労務管理やコンプライアンスに関する助言も受けられます。

- **コスト削減、トラブル対応**

　他の士業と同様、法律や手続きに関する専門知識を持たない者が行う

よりも、プロに依頼することで時間とコストを削減できます。また、法律に関するトラブルが生じた時にも、解決に向けて適切な対応策を提案してもらえます。

Point

- 税理士や行政書士に依頼することで、税務や法務に関する負担を軽減し、本業に集中できる

- 個人事業主や小規模法人にとって専門家の助けを借りることは、経営の効率化、リスクの軽減、信頼性の向上などの面で有益

漢方専門店のスキマ時間活用でオンラインスクールを開校

● どうしても気になるスキマ時間

　私は「スキマ時間をうめること」が何よりも好きな人間です。5分あればメールの返信、10分あれば店舗の領収書の整理という具合に、頭の中には「○○の作業時間はだいたい×分」というリストが無数にあります。スキマ時間にこなす仕事と、しっかり時間を確保して向き合うべき仕事を分けることで、効率的に仕事を進められると考えています。

　多くの応援のおかげで順調なスタートを切り、経営を軌道に乗せることができた成城漢方たまりですが、私にはどうしても気になる「スキマ時間」がありました。「昼休みの時間」と「閉店後の時間」です。

　漢方相談を行うメンバーの大半が昼休憩を取る時間帯は、予約状況によっては2〜3時間ほど来客がなく、店舗の機能が止まっていることがあります。同様に、相談業務が終わる18時以降も薬店としての働きがなくなります。

　これだけ優れたメンバーが集まっているのだから、このスキマ時間と店舗スペースを活用して、メンバー全員で新しいビジネスができるのではないかとずっと考えていました。

　そして、開店から約1年後に生まれたビジネスが「tamari中医学養生学院」でした。漢方薬の使い方や食養生薬膳、中医学基礎理論などの8教科をオンラインで学ぶスクールです。

　1年目のベーシックコース、2年目のアドバンスコース、3年目のプロフェッショナルコースに加え、tamari中医学養生学院による「認定講師」資格を取得できるコースの全4つを用意。興味はあるものの中医学の知識

はゼロという方から、より実践的な知識を得たい方、漢方・中医学の知識を人生やビジネスに活かしたい方まで、目的に合わせて学べます。

tamari中医学養生学院の認定講師の資格を得た場合は、自らが開催するセミナーやイベントで当学院からのバックアップを受けられます。

2024年に開校5年目を迎え、年間約300名が受講する日本の中医学界では最大規模のオンラインスクールとなっています。

■tamari中医学養生学院の講義内容 (ベーシックコース)

①漢方薬の使い方　　②子供でもわかる経済学
③食養生薬膳　　　　④メンタル学ベーシック
⑤生活養生　　　　　⑥実践中医学
⑦女性の漢方学　　　⑧中医基礎理論

●中医学を学びたい人は実は多い

「なぜ、対面ではなくオンライン形式のスクールにしたのか?」と質問されることがあります。対面で学ぶ漢方系のスクールはすでにいくつもありますが、「受講料が高い」「通うのが大変」「内容が初学者には難しすぎる」など、ハードルの高さを嘆く声を漢方相談のお客様からよく耳にしていました。

中医学に関心があり、学びたいけれど、「ちょうどよい学びの場がない」という人が多いのではないかと思いました。

・通う場所が見つからない
・見つかっても受講料が高額
・理論が難解でわかりにくい
・現地に行かないと学べない

これらの「困りごと」を解決できれば、**新たなビジネスチャンス**となります。既存の概念を覆すスクールを作れば、学びへの欲求を持つ方々に喜んでもらえるのではないかと考えたのです。

●オンラインサロンとスクールの融合

学院の月謝は1万7,000円ですが、タクヤ中医学オンラインサロンに入会している場合は月額1万2,000円（1年分を一括払いにするとさらに5%引き）。この価格設定は、一般的な中医学系スクールの数分の一です。また、オンラインサロンの月会費は3,000円なので、サロンに入っているほうが合計で2,000円安くなるという設定です。

私はオンラインサロンにおいて「学び」と「集い」を大切にしています。この金額設定にすると、学院入学者がほぼオンラインサロンにも入会してくれます。私のオンラインサロンに、学院生のほとんどが所属するということです。そうなれば、同期入学の人が集まるコンテンツがサロン内に自然に生まれ、オンラインスクールにありがちな孤独感も軽減され、仲間と一緒に学べます。

学ぶ人同士が交流することで、**学院とオンラインサロンは二つで一つのように共存共栄**できるのです。

●漢方相談のスキルが高い人は、講師としてのスキルも高い

「インフルエンサーとしてのメンバーの知名度」「高い中医学知識」「スキマ時間」——この3つを無駄にせず活用する方法を考え、「漢方薬や健康情報を漢方相談として提供する」という従来のビジネスが、「漢方薬や健康情報を教える」ビジネスへと派生して誕生したのがtamari中医学養生学院でした。

漢方相談を行うためには、豊富な知識とわかりやすく伝えるスキルが求められます。つまり、成城漢方たまりの臨床経験豊富なメンバーには、講師として教える能力がすでに備わっているのです。それを、薬店のスキマ

時間に有効活用したというわけです。ちなみに、講師料は学院の収入の固定％が支払われる形式です。

　メンバーの顧客で中医学や漢方、薬膳などに興味を持つ方が学院の生徒になったり、受講者の方が漢方相談のお客様になるケースもあります。2つのビジネスで相乗効果が生まれており、「相談」と「学び」の相性のよさを実感しています。

　オンライン講義なので教室代も発生しませんし、テキストもデータでお送りするので印刷・製本も不要。そうしたコスト削減によって「破格」と驚かれる月謝が実現しました。

　なお、上級コースに上がっても金額が据え置きであることも、こだわったポイントです。「専門性が上がれば値段が上がるのは当然」というような教育機関の料金設定に、私自身は違和感がありました。学びを深めようとする人を減らすことにつながると思うからです。学院では、学習意欲の高い方が無理なく学び続けられる環境を提供したいと思いました。

　結果的に、中医学の世界に足を踏み入れるハードルを下げられていると思いますし、数百名の生徒さんが集まったことで利益も得られています。「専門的なスクールは高い」という常識を打ち破る目標を実現できたのは、優秀で意欲的な仲間たちのおかげです。

Point

- 店舗の空き時間と漢方専門家の知識とスキルを利用して、中医学のオンラインスクールを開校

- オンラインスクールとオンラインサロンの連動で「学び」と「集い」の場ができる

Column

これからの漢方ビジネスで実現したいこと

　漢方専門店に続いて、オンラインスクールも開校しましたが、私はビジネスを多角化したいわけではありません。漢方や中医学の事業をしていると、「薬膳料理のお店をやったらよいのでは？」といったお声がけも多いですが、すべてお断りしています。あくまでも、私は漢方業界の経営のプロだからです。

　漢方と薬膳は親和性が高いように見えても、漢方相談や漢方製剤の販売と、飲食業は別の業界です。現在のビジネスが順調だからと異業種にも手を広げて、大失敗をした人も数限りなく見ています。

　私の場合は「専門性を活かし、腰を据えて仕事に臨むことができ、その結果、お客様の高い満足度を実現して、それに見合った客単価を得るビジネスモデル」を鉄則としています。長く業界にいて漢方専門家とのつながりもありますし、優秀な人材を見抜く目もある程度持っていると思います。しかし、これがまったく別の業界であれば素人同然で、同じようにはいかないでしょう。

　現在、私は健全な財務状況でビジネスを行えており、大きなリスクを冒す必要もない状況です。「リスクを取ってこそビジネス」という考え方もありますが、私が求めるものとは異なります。

　目標とするのは「自分の目が届く範囲のお客様の、笑顔の総量を増やすこと」で、事業や収益の拡大が第一ではありません。

　もちろん、収益を上げることは大事であり、社員・スタッフの給与も増やしていきたい。だからこそ、堅実に信頼を積み重ねることが大切だと思います。

　店舗を増やしてビジネス規模を拡大することも戦略の一つです

が、少なくとも漢方専門店の経営においては、多店舗展開は向かないと考えます。「平均的な能力を持つスタッフがいる専門店」をたくさん作ることになってしまうからです。

これまでの経緯をふまえて、現在、私が進めているのが「高度な専門性を持った人材の育成」です。

代表理事を務めるtamari中医学養生学院は、開校して4年間でのべ1,200名を超える生徒さんに入学していただきました。中医学というニッチな業界で、これだけの人数を集められたことは非常に嬉しいです。

ただ、彼らが卒業した「後」については、大きな課題を感じています。せっかく専門知識を身につけても、それを活かして働ける場がとても少ないのです。

漢方薬局や漢方専門店は調剤薬局やドラッグストア、クリニックと比べて数が少なく、なかなか就職口を見つけられません。そんな現実があるとしても、学院を卒業した先に進む道を提示してあげられないことを申し訳なく思います。

一方で、どの業界にもいえることですが、少子高齢化や後継者不足により、まだ継続できる漢方専門店が閉店してしまうケースが増えています。私も10年以上前から「後継者がおらず閉めざるを得ない店舗」と「十分な知識・経験を有しているが、資金不足で独立・開業ができずにいる人材」のマッチングの必要性を漢方薬メーカーに提案してきました。しかし、なかなか協力を得られずにいるため、これはもう自分でやるしかないと考え始めています。

漢方店舗コンサルティングの一環として、後継者問題に悩む方に、学院を卒業した生徒で独立・開業を考えている方を紹介して、

「終わらせたくない人」と「新たに踏み出したい人」が出会える仕組みを構築できれば、業界の発展への一助になるのではないかと考えています。

　これが私の次のビジネスというより、「課題」と「使命」になると思っています。

おわりに
——漢方専門家を目指すすべての方に知ってほしいこと

　ここまでお読みいただき、誠にありがとうございました。

　もしかしたら読む前よりも、漢方専門家になることや、漢方専門店を開くことに高いハードルを感じてしまったのではないでしょうか。特に、漢方専門店で独立することは、大変な努力を要する険しい道であるのに間違いありません。

　私の場合、売上こそ厳しいものでしたが、父が興して約30年間続けてきた漢方薬局があり、まったくのゼロからのスタートではありませんでした。また、自分で立ち上げた「成城漢方たまり」も、頼もしい仲間たちが集まってくれました。どちらのケースでも、私は本当に恵まれていると実感しています。

　ただ、幸運だけでここまで来れたのかというと、そうではないと思います。漢方のスギヤマ薬局でも、成城漢方たまりでも、常に全力で努力してきました。

　日々の漢方相談をはじめ、顧客向けの様々なサービス、SNSでの発信、仲間づくり、新たなビジネスへの挑戦など、自分が「できる」「やるべき」と思ったことは、すべて行動に移してきました。多くの仲間との出会いも、横のつながりを大事にし続けてきたからこそ得られたものです。

　漢方専門店や漢方相談の仕事は、その専門性の高さと一般認知度の低さゆえに、新規のお客様の来店ハードルが高い業態です。だからこそ自分自身を知ってもらうための努力が必要であり、その努力が結果に反映されるビジネスでもあります。

　プロとして漢方相談を行ったり、漢方専門店を経営しようと思うのであれば、中医学や漢方医学の十分に知識を持っているのは当然で、求められ

るのはその先。漢方専門家としての自分の存在を知っていただき、お客様から「あなたに相談したい」と思われる存在になれるかどうかです。人間性やカウンセリング能力はもちろん、お客様に安心感や信頼感を持っていただけるような様々なサービスを店舗として用意する必要もあるでしょう。

　本書では、私がこれまで試行錯誤してきた経験をもとに、漢方・中医学の知識やスキルを仕事、さらには人生に活かすためのノウハウをできる限り紹介したつもりです。

　約20年、漢方相談の仕事や漢方薬局の経営を行ってきて言えるのは、「確実に成功できる方法」などないということです。

- **実践**すること
- **継続**すること
- **トライ＆エラーを繰り返す**こと

　ただ、これだけです。思いついたアイデアを実践し、たとえ失敗しても、それを学びに変えながら継続する。そうすれば、あなたやあなたが手掛ける「漢方の仕事」の認知は広がり、お客様が来てくださるはずです。

　そして、同じ業界で働く人々と、なるべく積極的にかかわりを持ってください。人間同士ですから合う・合わないもあるでしょうが、同業者は敵ではなく切磋琢磨できる仲間です。SNSのアカウントを持つ漢方専門家は多いですが、私が知る限り、たくさんのフォロワーを有する専門家はみな、同業の人に対してオープンな方ばかりです。

　ニッチな業界だからこそ、それぞれの強みを共有し、中医学や漢方業界を発展させていくべきだと思います。

　本書で紹介した内容がお役に立ち、漢方・中医学に関する仕事に就いた

209

り、自身の漢方専門店をオープンされる方がいらっしゃれば、これに勝る喜びはありません。その際には、SNS経由でもかまいませんので、ぜひご連絡ください。

　漢方専門家の仲間として、どこかでお会いできる日を楽しみにしつつ、私も一層精進して参ります。

2025年1月

杉山卓也

本書内容に関するお問い合わせについて

このたびは翔泳社の書籍をお買い上げいただき、誠にありがとうございます。弊社では、読者の皆様からのお問い合わせに適切に対応させていただくため、以下のガイドラインへのご協力をお願い致しております。下記項目をお読みいただき、手順に従ってお問い合わせください。

●ご質問される前に

弊社Webサイトの「正誤表」をご参照ください。これまでに判明した正誤や追加情報を掲載しています。

正誤表　https://www.shoeisha.co.jp/book/errata/

●ご質問方法

弊社Webサイトの「書籍に関するお問い合わせ」をご利用ください。

書籍に関するお問い合わせ　https://www.shoeisha.co.jp/book/qa/

インターネットをご利用でない場合は、FAXまたは郵便にて、下記"翔泳社 愛読者サービスセンター"までお問い合わせください。
電話でのご質問は、お受けしておりません。

●回答について

回答は、ご質問いただいた手段によってご返事申し上げます。ご質問の内容によっては、回答に数日ないしはそれ以上の期間を要する場合があります。

●ご質問に際してのご注意

本書の対象を超えるもの、記述個所を特定されないもの、また読者固有の環境に起因するご質問等にはお答えできませんので、予めご了承ください。

●郵便物送付先およびFAX番号

送付先住所　〒160-0006　東京都新宿区舟町5
FAX番号　　03-5362-3818
宛先　　　　（株）翔泳社 愛読者サービスセンター

※本書の内容は2025年1月現在の法令等に基づいて記載しています。
※本書に記載されたURL等は予告なく変更される場合があります。
※本書の出版にあたっては正確な記述につとめましたが、著者や出版社などのいずれも、本書の内容に対してなんらかの保証をするものではなく、内容やサンプルに基づくいかなる運用結果に関してもいっさいの責任を負いません。
※本書に記載されている会社名、製品名はそれぞれ各社の商標および登録商標です。

著者紹介

杉山 卓也（すぎやま・たくや）

薬剤師／漢方アドバイザー。神奈川県座間市にある「漢方のスギヤマ薬局」にて「あらゆる人生相談に乗れる漢方薬剤師」をモットーに、メンタル、子宝、小児のお悩みなど、ひとりひとりに寄り添った漢方相談を受けるかたわら、講師として年100回を超えるセミナー・講座を開催。また、漢方専門店「成城漢方たまり」、中医学や薬膳から専門店経営までを1年間で学べる「tamari中医学養生学院」の運営や、漢方薬局経営者向けのコンサルティングも積極的に行う。中医学界初のオンラインサロンである「タクヤ先生の中医学オンラインサロン」には600人を超えるメンバーが集まる。漢方のスギヤマ薬局 代表取締役、合同会社Takuya kanpo consulting 代表社員、一般社団法人tamari中医学養生学院 理事長。

- ●**漢方のスギヤマ薬局** https://sugiyaku.com
- ●**タクヤ先生の中医学オンラインサロン** https://lounge.dmm.com/detail/1413/
- ●**成城漢方たまり／tamari中医学養生学院** https://tamarikanpo.com/
- ●**合同会社Takuya kanpo consulting** https://takuya-kanpo-consulting.com

装丁	河南 祐介（FANTAGRAPH）
装丁イラスト	秋葉 あきこ
DTP	株式会社 シンクス
カバー写真	SETSU NART– stock.adobe.com

「漢方」を仕事にしたいと思ったら読む本

2025年2月25日　初版第1刷発行

著者	杉山 卓也
発行人	佐々木 幹夫
発行所	株式会社 翔泳社（https://www.shoeisha.co.jp）
印刷・製本	株式会社 加藤文明社

©2025 Takuya Sugiyama

本書は著作権法上の保護を受けています。本書の一部または全部について（ソフトウェアおよびプログラムを含む）、株式会社 翔泳社から文書による許諾を得ずに、いかなる方法においても無断で複写、複製することは禁じられています。

本書へのお問い合わせについては、211ページに記載の内容をお読みください。

造本には細心の注意を払っておりますが、万一、乱丁（ページの順序違い）や落丁（ページの抜け）がございましたら、お取り替えいたします。03-5362-3705までご連絡ください。

ISBN978-4-7981-8470-8　　　　　　　　　　　　　　　　　Printed in Japan